... PHYSIOLOGIQUE

SUR L'ACTION

POISONS

EUG. HENNEGUY

DOCTEUR EN MÉDECINE

... LABORATOIRE DES HAUTES ÉTUDES PRATIQUES
... DE LA FACULTÉ DE MÉDECINE
... DE LA MÊME FACULTÉ (1871)
... ÉCOLE PRATIQUES DE CHIMIE, D'ANATOMIE
... CHIRURGIE OPÉRATOIRE (CONCOURS 1871)

> *Il ne faut tenter l'inconnu dans les faits, mais il garder toujours sa liberté d'esprit*
>
> — CLAUDE BERNARD.

MONTPELLIER

... CENTRALE DU MIDI

(Boehm, Hamelin et Cie)

1875

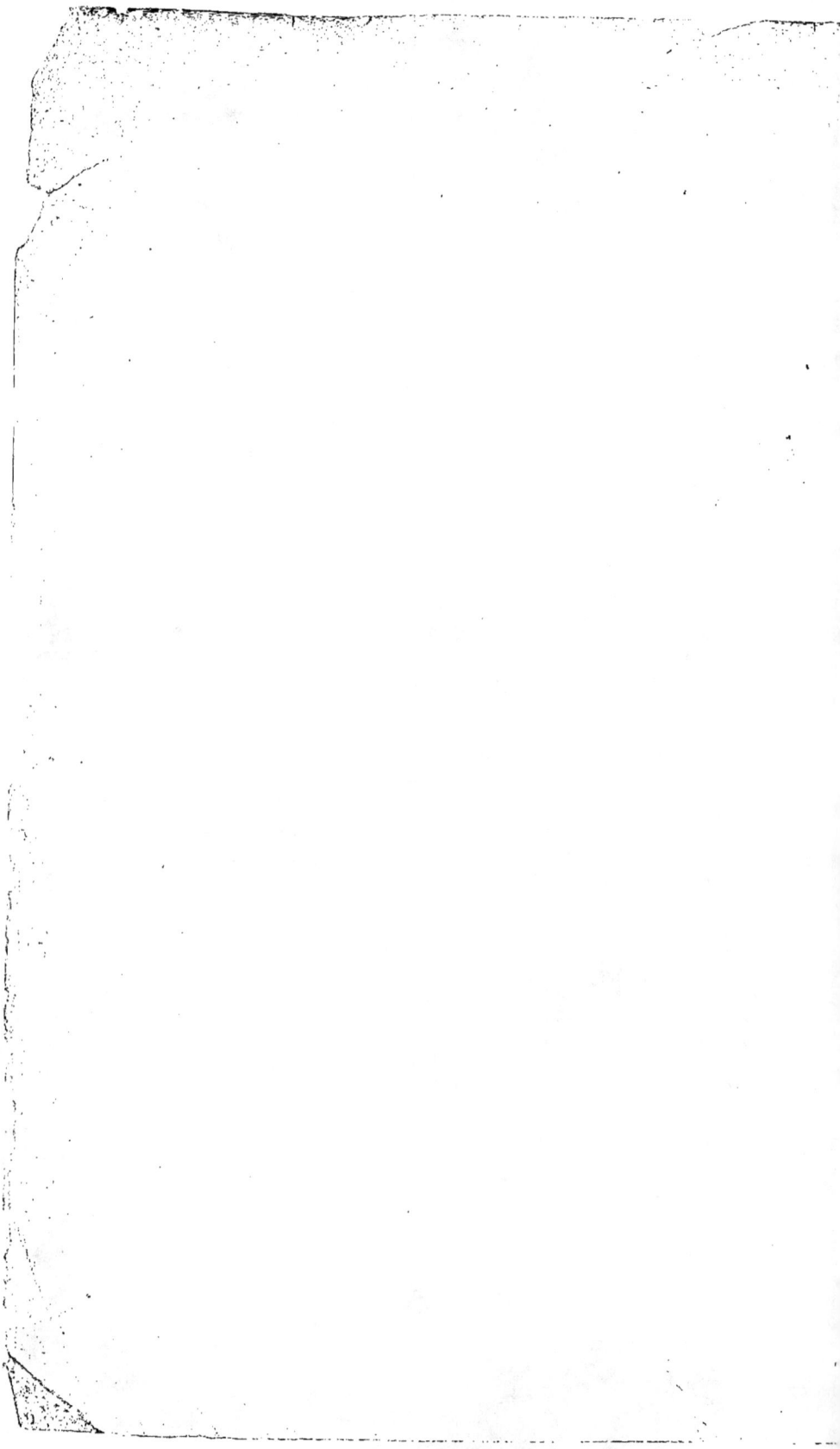

ÉTUDE PHYSIOLOGIQUE

SUR L'ACTION

DES POISONS

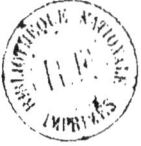

Par L.-Félix HENNEGUY

DOCTEUR EN MÉDECINE

AIDE PHYSIOLOGISTE AU LABORATOIRE DES HAUTES ÉTUDES PRATIQUES
DE LA FACULTÉ DE MÉDECINE
LAURÉAT DE LA MÊME FACULTÉ (1871)
ANCIEN ÉLÈVE DES ÉCOLES PRATIQUES DE CHIMIE, D'ANATOMIE
ET DE MÉDECINE OPÉRATOIRE (CONCOURS 1871)

> L'expérimentateur doit douter, fuir les
> idées fixes et garder toujours sa liberté
> d'esprit.
>
> CLAUDE BERNARD.

MONTPELLIER

IMPRIMERIE CENTRALE DU MIDI
(Ricateau, Hamelin et Cie)

—

1875

A MA FAMILLE

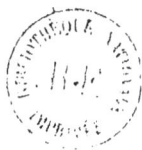

A M. CH. ROUGET

PROFESSEUR DE PHYSIOLOGIE A LA FACULTÉ DE MÉDECINE DE MONTPELLIER

L.-F. HENNEGUY.

A M. CHANCEL

PROFESSEUR DE CHIMIE ET DOYEN DE LA FACULTÉ DES SCIENCES
DE MONTPELLIER

A M. CH. MARTINS

PROFESSEUR D'HISTOIRE NATURELLE A LA FACULTÉ DE MÉDECINE

A M. MOITESSIER

PROFESSEUR DE PHYSIQUE MÉDICALE A LA FACULTÉ DE MÉDECINE

A M. COURTY

PROFESSEUR DE CLINIQUE CHIRURGICALE A LA FACULTÉ DE MÉDECINE

A MES AMIS

L.-F. HENNEGUY.

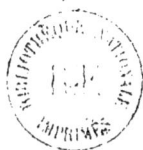

INTRODUCTION

Le nombre des substances toxiques connues est déjà considérable, et ce nombre s'accroît de jour en jour. Ces substances toxiques sont d'origine minérale, végétale ou animale. On réservait autrefois le nom de *poison* aux substances délétères minérales et végétales, pour donner celui de *venin* et de *virus* aux produits nuisibles d'origine animale. Depuis longtemps cependant on distingue les venins des virus : leur mode d'action les sépare nettement. Comme les poisons minéraux et végétaux, les venins agissent immédiatement après leur inoculation, et leurs effets sont proportionnels à la quantité absorbée ; les virus ont une période d'incubation plus ou moins longue, et agissent de la même manière, qu'ils aient été absorbés en petite ou en grande quantité. De plus, les venins diffèrent encore des virus par leurs propriétés physiques et chimiques, qui les rapprochent au contraire, comme nous le verrons, des autres poisons. Nous regarderons donc comme substance toxique toute substance absorbable qui, introduite dans l'économie animale, peut amener la mort en modifiant le fonctionnement des organes.

Les premières classifications des substances toxiques repo· sèrent sur l'origine de ces substances : telles sont celles de Pleuck (1785) et de Mahon (1801). Fodéré, le premier, tint compte de l'action des poisons sur l'organisme et les répartit en six classes : les septiques, les stupéfiants ou narcotiques, les narcotico·âcres, les âcres ou rubéfiants, les corrosifs et les astringents. Orfila, Christison, Galtier, ne firent que modifier la classification de Fodéré.

M. Tardieu, tout en ne considérant les poisons qu'au point de vue pratique, c'est-à-dire sous le rapport des empoisonne- ments qu'ils peuvent causer chez l'homme, établit cependant une division des substances toxiques en se basant sur l'ensem- ble des symptômes dominants observés dans chaque empoison- nement. Ainsi il admet des poisons irritants et corrosifs, des poisons hyposthénisants, des poisons stupéfiants, des poisons narcotiques et des poisons névrosthéniques.

Les expériences de Magendie, d'Orfila, de M. Cl. Bernard, ayant ouvert une voie nouvelle à la toxicologie expérimentale, on analysa avec plus de soin qu'on ne l'avait fait jusqu'alors le mode d'action sur l'organisme, et l'on essaya de diviser les substances toxiques d'après leur action sur tel ou tel système organique. Le premier essai de ce genre est dû à Taylor. Cet auteur anglais admet deux classes de poisons :

Les poisons irritants...... minéraux ... métalliques, non métalliques, végétaux, animaux.

Les poisons neurotiques ... $\begin{cases} \text{cérébraux,} \\ \text{spinaux,} \\ \text{cérébro-spinaux.} \end{cases}$

M. Rabuteau, dans son *Traité de toxicologie*, se basant sur le même principe que Taylor, établit cinq classes de poisons :

I. Hématiques . . . . $\begin{cases} \text{Agissant spécialement sur les} \\ \text{globules rouges, ou } \textit{poisons} \\ \textit{globulaires.} \\ \text{Agissant sur les globules et le} \\ \text{plasma, ou } \textit{poisons plasmati-} \\ \textit{ques} \end{cases}$

II. Neurotiques . . . . $\begin{cases} \text{Abolissant les fonctions des nerfs} \\ \text{moteurs : 1° } \textit{Paralyso-mo-} \\ \textit{teurs.} \\ \text{Exagérant le pouvoir réflexe :} \\ \text{2° } \textit{Spinaux.} \\ \text{Agissant sur les éléments du} \\ \text{cerveau et de la moelle épi-} \\ \text{nière : 3° } \textit{Cérébro-spinaux.} \end{cases}$

III. Névro-musculaires.

IV. Musculaires.

V. Irritants ou corrosifs

La classification de M. Rabuteau est très-séduisante au premier abord, par sa simplicité et sa rationalité; mais, si l'on vient à prendre, chacun en particulier, les poisons qui forment ses diverses classes, on s'aperçoit bientôt qu'il y en a un grand nombre qui devraient figurer dans plusieurs classes à la fois, et d'autres qui sont dans une division à laquelle ils ne devraient pas appartenir. Ainsi M. Rabuteau range les sels d'argent parmi les poisons hématiques. Or M. le professeur Rouget a démontré, par une série d'expériences faites sur un grand nombre d'animaux appartenant à diverses espèces, que ce qui a induit M. Rabuteau en erreur, c'est qu'il n'a expérimenté que sur des chiens auxquels il injectait la substance toxique dans les veines : la mort peut être dans ce cas foudroyante, par suite des troubles apportés à la circulation, dus à une altération du sang. Il en est tout autrement quand le poison pénètre dans l'organisme par les voies normales d'absorption ; les symptômes observés alors sont la conséquence directe de l'intoxication sur les éléments des centres nerveux encéphalorachidiens, compliquée, dans quelques cas, de l'intoxication des éléments musculaires de la vie animale.

Ce que nous venons de dire à propos des sels d'argent est vrai pour un grand nombre de substances toxiques dont l'action n'est ni aussi simple, ni aussi limitée à tel ou tel système, que l'admettent un grand nombre d'expérimentateurs modernes. C'est ainsi que M. Cl. Bernard a dit encore dernièrement, en parlant des poisons : « Ils peuvent nous servir comme de véritables bistouris, avec lesquels nous allons atteindre tel ou tel élément anatomique, de façon à pouvoir bien constater les troubles que cette unique lésion amène dans l'harmonie de l'organisme général (1). » Nous trouvons aussi la même idée dans ses *Leçons de pathologie expérimentale* : « Les poisons n'agissent primitivement que sur certains éléments histologiques spéciaux, même dans le cas où ils paraissent produire un trouble

(1) Cl. Bernard, *Cours du Collège de France (Rev. scient.,* 22 mai 1875).

général de toute l'économie. C'est ainsi que la strychnine localise son action sur les nerfs sensitifs, à l'exclusion de tous les autres appareils nerveux ; d'un autre côté, le curare concentre son activité sur les nerfs moteurs. »

Le travail que nous avons entrepris a pour but de montrer que l'action des substances toxiques est, au contraire, beaucoup plus complexe que ne le pensent certains physiologistes, et de plus que cette action porte généralement, d'une manière plus spéciale, sur le système le plus important, qui tient, chez les animaux supérieurs, toutes les fonctions sous sa dépendance : le système nerveux central.

Nous n'avons pas eu la prétention de faire une étude complète de toutes les substances toxiques. Il est d'abord toute une classe de poisons dont nous ne nous sommes pas occupés : ce sont les poisons irritants ou corrosifs. Ces substances ont en effet une action, pour ainsi dire, purement mécanique ; ils amènent la mort, par suite du retentissement sur tout l'organisme des lésions traumatiques qu'ils produisent : brûlures, inflammation plus ou moins violente du tube digestif, des voies respiratoires, etc. Parmi les autres poisons, nous avons pris dans chaque classe admise par les toxicologistes une ou plusieurs substances types, que nous avons étudiées au point de vue de leurs propriétés physiologiques.

Pour un grand nombre d'entre elles, nous avons cherché à établir par nous-même leur mode d'action sur les différents systèmes de l'économie, et principalement sur le système nerveux central.

On pourra nous reprocher d'avoir fait nos expériences presque exclusivement sur des grenouilles, et de n'avoir employé qu'exceptionnellement des mammifères. Nous avons choisi la grenouille, parce que c'est un animal à sang froid, présentant par conséquent, pour l'expérimentation physiologique, des avantages considérables. Chez ces animaux, en effet, les phénomènes vitaux sont très-lents et résistent aux perturbations qu'on peut leur apporter : une grenouille résiste à des opérations considérables, telles que ligature du cœur ou de toute autre partie du corps, ablation du bulbe, etc., qui chez les vertébrés supérieurs amènent une mort immédiate, et ses tissus conservent leurs propriétés longtemps après la mort. De plus, au point de vue qui nous intéresse, la grenouille a encore l'avantage d'être en général très-sensible à l'action des poisons, et, la marche de l'intoxication étant relativement très-lente, permet d'analyser les différents phénomènes produits sous l'influence d'une substance toxique.

Un toxicologiste, au contraire, qui étudie les poisons au point de vue pratique, médico-légal, doit expérimenter ces substances sur des animaux aussi près que possible de l'homme. Les symptômes et les lésions qu'il observe chez des chiens, avec un poison donné, lui feront reconnaître la nature de ce poison quand il retrouvera ces mêmes symptômes et ces lésions chez l'homme. Mais tel n'était pas notre but, puisque nous nous sommes proposé d'étudier seulement l'action physiologique des substances toxiques.

Nos expériences ont été nombreuses et variées ; nous n'en avons cependant rapporté qu'un petit nombre, pour ne pas allonger inutilement ce travail. Celles qui ne faisaient que confirmer des faits déjà reconnus par d'autres expérimentateurs ont été négligées, et nous n'avons mentionné que celles qui nous ont paru nécessaires pour établir des faits contestés ou ignorés. Nous avons, du reste, mis largement à contribution les travaux qui ont été faits depuis le commencement de ce siècle, et qui ont fait accomplir de si rapides progrès à la connaissance des propriétés physiologiques des poisons.

Notre travail se compose de deux parties. La première comprend l'étude d'un certain nombre de substances toxiques, prises, comme nous l'avons déjà dit, dans les différentes classes admises par les auteurs. Pour chacun de ces poisons, nous cherchons à établir, par des preuves tirées des symptômes observés chez l'homme et les animaux, et des expériences faites par nos devanciers et par nous-même, que son action principale porte généralement sur le système nerveux, puis sur les autres systèmes de l'économie. Nous avons insisté sur les substances dont l'action sur le système nerveux central est controversée, et particulièrement sur la strychnine et le curare.

L'ordre dans lequel nous passons en revue ces différentes substances toxiques n'est pas complétement arbitraire. Nous commençons par les poisons qui agissent presque exclusivement sur les centres nerveux, et dont l'action sur les autres systèmes est très-peu marquée ; puis viennent les poisons qui atteignent les centres et les appareils nerveux périphériques ; enfin ceux qui altèrent les fonctions des systèmes nerveux central et périphérique, et du système musculaire. Parmi ces derniers, nous étudions d'abord les poisons dont l'action sur le système musculaire est peu énergique, pour terminer par ceux qui paraissent n'atteindre que ce système, et principalement le muscle cardiaque.

Dans la seconde partie, nous considérons la marche géné-rale des empoisonnements, puis les troubles apportés aux fonc-tions du système nerveux par l'introduction des substances toxiques dans l'économie ; nous passons très rapidement sur l'action de ces mêmes substances sur les autres systèmes de l'or-ganisme. Après avoir dit un mot de l'absorption des poisons, nous consacrons un chapitre spécial à la recherche, dans la struc-ture même des tissus nerveux, des causes qui peuvent expliquer l'électivité des poisons pour le système nerveux. Enfin nous terminons notre travail en essayant de démontrer qu'il est à peu près impossible de faire une bonne classification des poisons.

Si j'ai pu recueillir un certain nombre de faits nouveaux, et donner par là quelque intérêt au travail que je présente au-jourd'hui, c'est à M. le professeur Rouget que je le dois. Après avoir eu la bonne fortune d'être admis à travailler dans le laboratoire de chimie de la Faculté des sciences de Montpel-lier, sous la bienveillante direction de M. le professeur Chancel, doyen de cette Faculté, j'ai eu l'inestimable avantage d'être attaché pendant quatre ans, comme aide physiologiste, au laboratoire des Hautes Études pratiques dirigé par M. Rou-get, professeur de physiologie à la Faculté de médecine. Peut-être n'appartient-il pas à un débutant de faire l'éloge de l'homme éminent qui, par ses incessantes recherches et ses remarquables découvertes, s'est fait une place si impor-tantes dans la science. Trop heureux l'élève, si, en prouvant qu'il a profité des leçons du maître, il peut porter ainsi témoi-gnage de la valeur de son enseignement ! Mais, en dehors et au-dessus de la dette intellectuelle, il y a une dette de cœur que j'ai contractée pour tant de sollicitude et d'affection. C'est sur-

tout cette dette que je m'empresse de reconnaître; d'autant
plus que, quels que soient ma gratitude et mon dévouement,
je ne croirai jamais m'être acquitté envers M. le professeur
Rouget.

Je tiens aussi à remercier publiquement mes amis Alfred
Faure et G. Assaki, pour le précieux concours qu'ils m'ont
prêté, en m'aidant dans mes recherches et pour la traduction
des ouvrages étrangers.

ÉTUDE PHYSIOLOGIQUE

L'ACTION DES POISONS

PREMIÈRE PARTIE

ÉTUDE DES PRINCIPAUX POISONS

ANESTHÉSIQUES

Tous les physiologistes ont reconnu depuis longtemps que les substances rangées sous les noms d'*anesthésiques, éther, chloroforme, protoxyde d'azote, amylène, chloral,* etc., l'*opium* et ses dérivés, sont des poisons des centres nerveux. Nous ne nous arrêterons pas longtemps sur cette classe de poisons, dont l'action n'est contestée par personne ; nous voulons seulement indiquer ici la marche de l'empoisonnement par les principaux anesthésiques, pour rapprocher les symptômes observés de ceux qui se présentent dans d'autres intoxications.

L'éther, employé déjà vers 1845 pour produire l'anesthésie chirurgicale, ne fut étudié au point de vue de ses propriétés physiologiques que par Flourens (1) et par Longet (2), quelques années plus tard. Ce dernier physiologiste établit que, chez les animaux éthérisés, les hémisphères cérébraux sont d'abord influencés, puis il y a suspension absolue et momentanée de la sensibilité, aussi bien dans toutes les parties ordinairement sensibles de l'axe cérébro-spinal (portions postérieures de la protubérance, du bulbe et de la moelle épinière) que dans les cordons nerveux eux-mêmes. Il s'ensuit que le pouvoir réflexe de la moelle épinière et de la moelle allongée est également suspendu. Les centres sensitifs ne sont pas les seuls dont les fonctions soient suspendues : avec l'éthérisation des hémisphères cérébraux disparaissent les mouvements volontaires, bien que les cordons antérieurs de la moelle et les nerfs moteurs soient directement excitables par l'électricité. Cependant Longet a constaté que les nerfs moteurs et les muscles, chez un animal qui succombe à l'action de l'éther, perdent plus rapidement leurs propriétés que chez un animal tué par la section du bulbe.

En résumé, les hémisphères cérébraux sont les premiers atteints par l'éther, puis la protubérance annulaire, la moelle et le bulbe, comme simples agents de transmission des mouvements et de la sensibilité ; la moelle et le bulbe, comme centres réflexes, et enfin le bulbe, comme centre respiratoire. C'est lorsque le centre respiratoire est atteint que la mort survient par asphyxie, chez les animaux supérieurs.

(1) Flourens, *Compt. rendus Acad. des sc.*, 1847,
(2) Longet, *Arch. gén. de méd.*, 1847.

En recherchant l'action de l'éther sur les nerfs mixtes, Longet a vu qu'un nerf mis à nu, et soumis à l'action de l'éther, devient insensible dans le point directement éthérisé et dans tous ceux qui sont au-dessous, mais peut conserver son excitabilité et même sa faculté motrice volontaire.

Dans l'anesthésie produite par l'éther et le chloroforme (nous ne nous occuperons ici que de ces deux anesthésiques), on observe trois périodes : une période d'excitation, une période d'insensibilité et une période de résolution.

La période d'excitation, qui peut manquer quand les inhalations se font très-lentement, est attribuée par M. P. Bert à l'action irritante que le chloroforme et l'éther exercent sur les premières voies respiratoires ; elle peut être évitée, d'après lui, en faisant pénétrer les vapeurs de chloroforme par une ouverture pratiquée à la trachée. Cette période d'excitation, due à une action toute locale sur la muqueuse laryngienne, s'observe tout à fait au début de la chloroformisation; elle est caractérisée par des convulsions respiratoires, qui peuvent être quelquefois assez fortes pour amener la mort. Mais, cette première période passée, il est un fait bien connu de tous ceux qui ont vu anesthésier des individus dans un but chirurgical, et qui prouve qu'il existe un autre genre d'excitation, due à une action de l'agent anesthésique sur les centres nerveux. Ce fait est le suivant : des malades très-dociles, qui respirent très-facilement le chloroforme depuis quelques minutes, se mettent tout à coup à exécuter des mouvements violents et désordonnés, de sorte que plusieurs aides sont nécessaires pour les maintenir ; ils prononcent des paroles incohérentes, preuve évidente que les hémisphères cérébraux sont déjà atteints ; leur figure prend un air d'étonnement et quelquefois de terreur, et bien souvent la sensibilité est déjà émoussée.

Cet état peut durer un temps assez long, surtout chez les alcooliques; mais généralement, après quelques inhalations de

chloroforme, le calme se rétablit, la face reprend son aspect
normal, la pupille se dilate, la sensibilité finit par disparaître :
c'est la deuxième période de l'anesthésie. Chez les carnivores,
chiens et chats, l'excitation peut se prolonger, alors que la
sensibilité a à peu près disparu : l'animal, si c'est un chien,
aboie, remue la queue, les pattes; la pupille est considérablement dilatée; et, abandonné à lui-même, il marche en titubant.
Cette excitation est évidemment analogue à celle qui s'observe
si souvent au début des empoisonnements par l'opium.

La troisième période, période de résolution, est celle dans
laquelle la circulation est très-ralentie, l'insensibilité et la cessation des mouvements complètes. Si les inhalations de chloroforme sont continuées, la respiration finit par s'arrêter tout
à fait; les battements du cœur cessent, et la mort arrive brusquement.

Voici maintenant comment M. Cl. Bernard (1) démontre que
c'est bien sur les centres nerveux qu'agissent les anesthésiques:

Une grenouille sur laquelle on a enlevé le sacrum, mis à nu
les nerfs lombaires et passé au-dessous une ligature qui embrasse toutes les parties molles, de manière à empêcher la circulation dans le train postérieur, est plongée, par sa partie antérieure seulement, dans une solution de chloroforme au $\frac{1}{250}$.
Au bout de quelque temps, la partie antérieure et la partie
postérieure de l'animal sont également anesthésiées. Cette expérience a été faite par un grand nombre de physiologistes,
nous l'avons répétée nous-même plusieurs fois: elle réussit toujours. Mais voici l'interprétation qu'en donne M. Cl. Bernard:
« Ici il est bien clair que ce n'est plus le sang qui a généralisé
l'anesthésie du train antérieur au train postérieur, puisqu'il
n'a pu accomplir le trajet que la ligature lui avait complète-

(1) Cl. Bernard, *Leçons sur les anesthésiques et l'asphyxie*. Paris,
1875.

ment fermé. La transmission de l'anesthésie n'a donc pu se faire que par une autre voie, et cette voie, c'est nécessairement la moelle épinière et les nerfs, puisque c'est la seule communication qui subsiste entre les deux parties du corps. »

Comment l'anesthésie peut-elle se transmettre aux nerfs du train postérieur ? L'expérience suivante, faite par M. Cl. Bernard lui-même, ne démontre-t-elle pas, au contraire, que l'anesthésie ne se transmet pas par les nerfs ? Si l'on prend une grenouille préparée de la même façon que dans l'expérience précédente, et qu'au lieu de mettre le train antérieur dans la solution de chloroforme, on y plonge les pattes postérieures, la peau seule de ces pattes est anesthésiée, les troncs nerveux et les autres parties du corps de l'animal conservent leur sensibilité. Ne serait-il pas cependant plus naturel que, dans ce cas, en admettant que l'anesthésie peut se déplacer, circuler comme un liquide, hypothèse d'ailleurs absolument contraire à ce qu'apprend l'expérience, l'anesthésie se transmît des extrémités périphériques des nerfs sensitifs aux centres nerveux, puisque ces nerfs sont centripètes et que l'on sait que leurs propriétés disparaissent, dans la mort naturelle, de la périphérie vers le centre ?

Comment donc expliquer cette insensibilité générale, lorsque le train antérieur seul de la grenouille a été plongé dans l'eau chloroformée ? L'anesthésie n'est que la perte de la sensibilité, et la sensibilité n'est qu'une fonction inhérente aux centres nerveux. Un nerf sensitif ne doit ses propriétés qu'à ses connexions avec les centres sensitifs ; séparé de ces centres, ce n'est plus qu'une réunion de tubes nerveux inertes. Or, quand les centres sensitifs de la moelle, soumis à l'influence du chloroforme, ont perdu leurs fonctions, toute excitation portée sur un nerf sensitif en relation avec ces centres ne donnera lieu à aucune réaction, et l'on pourra croire que c'est le nerf qui a perdu ses propriétés.

Mais M. Cl. Bernard va encore plus loin : il admet que l'anesthésie se propage du cerveau à la moelle, comme de la moelle aux nerfs, sans l'intermédiaire de la circulation.

Pour cela, il place une ligature au-dessous des membres antérieurs d'une grenouille, de façon à empêcher la circulation dans la partie inférieure du tronc ; dans certaines expériences, il enlève même le cœur. Il plonge ensuite la partie antérieure de l'animal dans de l'eau chloroformée, ou il injecte une certaine quantité de la solution sous la peau de la tête. Au bout de quelque temps, il constate que l'anesthésie est générale. Si, au contraire, on injecte l'eau chloroformée sous la peau de la partie postérieure, la partie correspondante de la moelle seule est atteinte; le cerveau et le tronçon de moelle attenant conservent leurs fonctions.

J'ai répété plusieurs fois ces expériences sur des grenouilles et des tritons, et j'ai toujours obtenu l'anesthésie générale, en quelque endroit qu'ait été faite l'injection ; mais elle se produit lentement. J'ai varié alors l'expérience de la manière suivante : je prépare la grenouille de la même façon que dans les expériences de M. Cl. Bernard ; j'enlève le cœur, je lie toutes les parties molles qui entourent la colonne vertébrale, immédiatement au-dessous des membres antérieurs, et je coupe la moelle au-dessous de la ligature. En maintenant alors la tête de la grenouille dans une solution éthérée, l'anesthésie devient générale, et il ne faut pas plus de temps que lorsque la moelle est intacte. Ce fait prouve que le poison pénètre par imbibition et diffusion à travers les tissus, et va atteindre ainsi les différentes parties des centres nerveux.

Ces phénomènes d'imbibition sont les mêmes que ceux qui se passent lorsqu'on produit l'anesthésie locale en plongeant un membre de grenouille, privé de circulation, dans une solution éthérée. Les extrémités sensitives des nerfs et les petits rameaux nerveux sont atteints par l'agent anesthésique, qui leur enlève la propriété de percevoir et de transmettre les sensations ; les troncs nerveux situés plus profondément gardent au contraire leur sensibilité.

Le chloroforme a, du reste, la même action sur les terminaisons motrices des nerfs dans les muscles, comme le montre l'expérience suivante:

Expérience. — Sur une grenouille j'intercepte la circulation dans le train postérieur, au moyen d'une ligature placée au-dessous des nerfs lombaires et embrassant toutes les parties molles. Les pattes postérieures sont plongées dans une solution chloroformée. Au bout de peu de temps, l'anesthésie locale est produite, et, en excitant les nerfs lombaires, on n'obtient que de très-faibles mouvements. J'introduis alors une petite quantité de strychnine sous la peau du dos ; les convulsions ne tardent pas à apparaître dans le tronc et les membres antérieurs, avec leur caractère normal ; dans les membres postérieurs on observe de très-faibles mouvements, comme ceux obtenus par excitation directe des nerfs.

Cette action sur les extrémités des nerfs moteurs ne s'observe pas normalement, quand le chloroforme a été introduit dans le sang en quantité suffisante pour abolir les fonctions des centres nerveux.

En résumé, les anesthésiques agissent essentiellement sur les centres encéphalo-rachidiens, dont ils augmentent d'abord l'excitabilité, et qu'ils paralysent ensuite. Ils agissent sur les centres sensitifs principalement, et sur les centres moteurs et intellectuels.

OPIUM ET SES ALCALOÏDES

L'opium, suc concret du *Papaver somniferum*, est un corps dont la composition est très-complexe et très-variable. On en a déjà retiré, en effet, un grand nombre de substances, parmi lesquelles six alcaloïdes, — la morphine, la narcotine, la narcéine, la papavérine, la codéine et la thébaïne, — jouissent de propriétés différentes. Nous étudierons d'abord l'action de l'opium brut et de la morphine, car c'est à cette substance que l'opium doit ses principales propriétés ; puis nous dirons un mot de chacun des autres alcaloïdes.

Les propriétés hypnotiques de l'opium sont connues depuis la plus haute antiquité. Mais, lorsque cette substance est prise à dose toxique, on observe, au début de l'empoisonnement, des symptômes d'excitation cérébrale : vertiges, étourdissements, délire, hallucinations ; et même, chez certains animaux, des troubles plus considérables, tels que convulsions et raideurs musculaires ; bientôt survient un sommeil comateux irrésistible, et le passage du coma à la mort est insensible.

M. Cl. Bernard a vu des chiens, des lapins, succomber très rapidement après l'absorption d'assez fortes doses d'extrait d'opium, au milieu de convulsions violentes. Les nerfs et les muscles restaient excitables, et le cœur battait longtemps après la mort.

Lorsque la dose d'opium ou de morphine (on emploie généralement la morphine dans les expériences) est moins forte, la série des symptômes observés est la suivante : peu de temps après l'injection, l'animal tombe dans un état de stupeur qui le laisse absolument immobile. D'après M. Cl. Bernard, les facultés intellectuelles et la volonté sont seules atteintes à cette période ; mais il existerait en même temps « une sorte d'exagération de la sensibilité, ou plutôt une espèce de sensibilité particulière au bruit. » Un simple choc sur la table, le battement des mains, peuvent faire tressaillir l'animal dans tous ses membres et même, chez les grenouilles, amener de véritables convulsions strychniques.

Cette période d'excitabilité exagérée est, du reste, de courte purée : l'animal tombe bientôt dans un profond sommeil ; les mouvements réflexes ne s'obtiennent que très-difficilement.

Pour démontrer que la période d'excitation observée au début est due à une action sur l'encéphale, voici les expériences que M. Cl. Bernard a instituées :

1° Une grenouille est décapitée ; puis on lui injecte une dose convenable de morphine (2 centigrammes): l'excitabilité ne se manifeste pas.

2° On prend une autre grenouille déjà morphinée, et on lui coupe la moelle épinière à sa sortie de la boîte céphalique : l'excitabilité due à la morphine disparaît aussitôt dans tout le corps.

3° On prend une grenouille morphinée, et on lui coupe la moelle épinière, non plus à son origine, mais seulement au-dessous des bras : les bras seuls conservent leur excitabilité morphinique, et les pattes postérieures la perdent aussitôt.

D'après M. Valentin (1), l'injection d'une quantité modérée de teinture d'opium, dans la bouche ou le rectum d'une grenouille, produit facilement un état d'excitabilité analogue à celui qu'on observe dans l'empoisonnement par la strychnine. La moindre excitation donne naissance à une attaque de tétanos. Ce résultat s'obtient même après l'ablation des hémisphères cérébraux, des couches optiques et des tubercules quadrijumeaux, avant ou après l'absorption du poison. Avec de fortes doses d'opium, cette période d'excitation est de très-courte durée, et l'on observe une paralysie complète de la sensibilité et du mouvement, puis la mort.

Il résulterait donc des expériences de M. Valentin que, pendant cette période d'excitation, l'action de la morphine se porterait sur la protubérance et le bulbe.

Mais, si cette excitabilité réflexe a pour siége, chez la gre-

(1) Valentin, *Versuch einer physiol. Pathologie der Nerven*. Leipzig, 1864.

nouille, le bulbe et la protubérance, les phénomènes d'excitation intellectuelle observés chez l'homme, analogues à ceux que
produisent l'alcool et le tabac, ne peuvent être produits que
par une excitation des hémisphères cérébraux.

La morphine ne paraît pas avoir une action bien marquée
sur les nerfs moteurs et les muscles ; on les trouve toujours
excitables après la mort de l'animal. En est-il de même des
nerfs sensitifs ? Les observations cliniques et l'expérimentation
sur les animaux nous apprennent que, comme le chloroforme,
la morphine agit aussi localement sur les extrémités périphériques des nerfs sensitifs. Une injection hypodermique faite
loco dolenti peut supprimer la douleur, sans cependant émousser la sensibilité générale. Une grenouille dont le tronc postérieur est privé de circulation peut avoir les membres inférieurs
insensibles, s'ils ont été plongés dans une solution de morphine.

On ne connaît pas encore l'action de l'opium et de la morphine sur les nerfs vaso-moteurs. Cependant la contraction de
la pupille, la rougeur des muqueuses observées dans les intoxications, peuvent faire penser que l'opium a une action para-
lysante sur les centres ou les nerfs vaso-moteurs.

M. Cl. Bernard, qui a étudié l'action des principaux alcaloïdes de l'opium, admet que trois seulement de ces alcaloïdes,
la morphine, la codéine et la narcéine, possèdent la propriété
de faire dormir. Les trois autres, la narcotine, la papavérine
et la thébaïne, auraient au contraire des propriétés convulsivantes, propres à contrarier ou modifier l'effet soporifique des
autres.

La codéine produit un sommeil beaucoup moins complet que
celui de la morphine, et surtout de la narcéine ; elle émousse
moins la sensibilité que la morphine : ses effets sont plus pas-
sagers.

La narcéine est la plus soporifique des bases de l'opium chez le chien ; elle l'est moins chez l'homme ; elle est analgésique et moins toxique que les précédentes.

La thébaïne est un toxique très-convulsivant, surtout chez les animaux. Magendie avait, le premier, observé qu'elle donne lieu à des accès de tétanos, comme la strychnine ; mais elle diffère de ce poison en ce que ses doses convulsivantes sont toujours mortelles. La thébaïne n'est pas soporifique, mais elle diminue la sensibilité.

La papavérine et la narcotine sont les deux alcaloïdes les moins toxiques de l'opium. Ils sont moins convulsivants que les deux précédents, fort peu analgésiques et soporifiques.

En résumé, toutes ces substances agissent comme la morphine sur les centres nerveux, et sur les centres encéphaliques principalement.

Nous devons dire un mot, en terminant, des effets particuliers que l'on observe lorsqu'on associe le chloroforme à l'opium ou à la morphine.

En 1864, M. Cl. Bernard montrait que l'on peut, sur un animal chloroformé, prolonger l'anesthésie fort longtemps sans nouvelles inhalations de chloroforme, en lui injectant de la morphine, et que, réciproquement, il faut beaucoup moins de chloroforme pour insensibiliser un animal soumis à l'action de la morphine, qu'il n'en faut pour anesthésier un animal à l'état normal. Ces faits n'avaient rien que de très-naturel, puisque l'opium et le chloroforme agissent dans le même sens.

Mais, en 1872, M. Guibert (de Saint-Brieuc) faisait connaître à l'Académie des sciences un fait beaucoup plus intéressant.

Dans un grand nombre de cas, en effet, on a pu chez l'homme, par l'association de la morphine et du chloroforme, obtenir l'analgésie avec conservation de l'intelligence, des sens et du mouvement volontaire.

M. Cl. Bernard (1), dans ses *Leçons sur les anesthésiques et l'asphyxie*, rapporte un certain nombre d'observations qui confirment le fait signalé par M. Guibert.

J'ai été moi-même témoin d'une expérience fort remarquable faite par M. le professeur Courty, dans son service chirurgical.

Un homme robuste, de quarante-cinq ans environ, était porteur d'une fistule à l'anus. M. Courty, voulant opérer la fistule par l'écrasement linéaire de Chassaignac, fit faire au malade, quelque temps avant de l'opérer, une injection hypodermique de morphine. On lui fit ensuite respirer du chloroforme. Après une période d'excitation de courte durée, le malade était complétement insensible. On appliqua la chaine de l'écraseur, et, pendant tout le temps que dura l'opération, un quart d'heure environ, le malade ne perçut pas la moindre douleur.

Or on sait que cette opération est fort douloureuse. Pendant tout ce temps aussi, le malade exécutait tous les mouvements qu'on lui commandait, et répondait très-clairement à toutes les questions qu'on lui adressait. Il était fort gai et parlait avec la volubilité d'un homme qui est dans un état d'ivresse commençante. Lorsque l'analgésie fut dissipée, il avait parfaitement le souvenir de tout ce qui s'était passé.

Je dois dire cependant que c'est le seul fait que j'aie vu de ce genre, bien que M. Courty ait employé plus d'une fois l'association de la morphine et du chloroforme.

(1) Cl. Bernard, *loc. cit.*

CAMPHRE, ESSENCES, ANILINE

A côté des anesthésiques, nous devons placer toute une classe de substances dont l'action sur les centres nerveux est incontestable, et qui produisent la perte de la sensibilité et des mouvements volontaires. Ces substances sont : le camphre, les huiles essentielles, essence de térébenthine, de girofle, de thym, de lavande, etc.; l'aniline.

Le camphre a été considéré tantôt comme excitant, tantôt comme sédatif du système nerveux. Cette divergence d'opinion tient évidemment au mode d'expérimentation employé, et surtout aux doses absorbées.

Les poissons, les batraciens et les reptiles, sont très-sensibles aux émanations du camphre et des huiles essentielles.

D'après M. Bouchardat (1), les poissons sont comme foudroyés dans de l'eau ne contenant que ₁₅₀₀ d'essence de moutarde ; deux gouttes d'essence d'anis dans un litre d'eau les tuent presque instantanément.

M. Meynier (2), dans sa thèse inaugurale, a étudié l'action physiologique du camphre et de quelques essences, qu'il a rapprochée de l'action de l'opium et du curare.

J'ai fait avec le camphre quelques expériences qui m'ont donné les résultats suivants :

Expérience. Grenouille verte. — 2 h. 25. L'animal est placé sous une cloche avec un morceau de camphre. R., 63.

(1) Bouchardat, *Annales de thérapeutique.* 1846.
(2) Meynier, *Thèses de Paris,* 1859.

2 h. 33. — La grenouille ferme les yeux à chaque mouvement respiratoire.

2 h. 40. — Les yeux restent fermés. Respiration ralentie, 33.

2 h. 45. — Torpeur. La grenouille ne cherche pas à se sauver quand on approche la main pour la prendre. Les mouvements sont lents et peu étendus. L'animal, étant sorti un instant de dessous la cloche, ouvre les yeux, et la respiration redevient un peu plus rapide, pour se ralentir de nouveau quand on le replace sous la cloche.

3 h. — Respiration lente et peu profonde ; elle s'arrête par instants. La grenouille cherche à sauter si on la touche, mais elle peut à peine se déplacer.

3 h. 5. — Respiration nulle. Immobilité absolue, perte des mouvements volontaires. Une goutte d'eau acidulée, placée sur le dos, provoque quelques mouvements désordonnés dans les membres et quelques mouvements respiratoires.

3 h. 10. — Mouvements réflexes conservés. L'animal étant placé sur le dos, il y a de temps en temps des mouvements convulsifs spontanés dans les pattes antérieures. Légers mouvements respiratoires réflexes. La grenouille est retirée de dessous la cloche.

3 h. 30. — Même état.

4 h. 15. — La respiration redevient intermittente. L'animal est toujours immobile. Les mouvements réflexes sont conservés.

Le lendemain, la grenouille était revenue à l'état normal, mais elle avait encore les mouvements un peu lents.

Expérience. Grenouille verte. — A 3 h. 25, j'introduis sous la peau de l'animal un petit fragment de camphre.

3 h. 30. — L'animal reste immobile. La respiration est ralentie; fermeture des paupières au moment de chaque mouvement respiratoire. Abandonné à lui-même sur la table, l'animal ne cherche pas à se sauver ; mis sur le dos, il reste quelque temps avant de se retourner.

3 h. 37. — La grenouille ne se retourne plus quand on la met sur le dos. Les mouvements respiratoires sont très-lents. La sensibilité est conservée ; une goutte d'eau acidulée provoque des mouvements réflexes lents et embarrassés.

3 h. 43. — Placée dans l'eau, la grenouille reste à la surface avec les membres en demi-flexion. Elle est gonflée ; la bouche est entr'ouverte ; il y a de légers mouvements dans la mâchoire inférieure.

3 h. 55. — La respiration est arrêtée. Les mouvements réflexes sont

encore énergiques. Le cœur bat régulièrement. Le morceau de camphre est retiré de la plaie.

4 h. 3. — Les mouvements respiratoires reparaissent ; mais ils s'arrêtent quand on touche l'animal. Il se produit en même temps des mouvements convulsifs dans les membres et des contractions fibrillaires dans les muscles.

Cet état persiste jusqu'au soir. Le lendemain, la grenouille est encore dans la torpeur, mais les mouvements volontaires reviennent.

Expérience. Grenouille rousse. —A 10 h. 27, quelques gouttes d'une solution alcoolique de camphre sont injectées sous la peau du dos d'une grenouille: elle saute et exécute des mouvements violents ; la respiration est accélérée. L'animal ouvre et ferme constamment les yeux.

10 h. 33. — Perte des mouvements volontaires. Arrêt de la respiration ; réflexes exagérés. Mouvements réflexes respiratoires et des yeux. Le cœur bat régulièrement.

10 h. 40. — En touchant la grenouille, on provoque des mouvements convulsifs généraux.

10 h. 45. — Les réflexes sont peu marqués.

12 h. 50. — Il n'y a plus de réflexes. Les nerfs ont perdu leur excitabilité, les muscles ont encore la leur. Le cœur est arrêté, mais il exécute une série de contractions régulières quand on l'excite.

Expérience. Grenouille verte. — Les vaisseaux du membre postérieur gauche sont liés à la partie moyenne de la cuisse. A 1 h. 25, j'introduis quelques petits fragments de camphre sous la peau du dos de l'animal.

1 h. 30. — La grenouille se déplace constamment sous la cloche qui la recouvre ; elle ferme les yeux de temps en temps. Cet état dure cinq minutes.

2 h. — L'état de la grenouille ne paraissant pas changé, j'injecte sous la peau de l'abdomen 1cc d'eau camphrée.

2 h. 10. — La grenouille se déplace spontanément, mais ses mouvements sont lents. Elle ne cherche pas à se sauver quand on veut la prendre. La respiration se ralentit.

2 h. 20. — La grenouille, mise sur le dos, ne se retourne qu'au bout de quelque temps, puis elle se déplace volontairement.

2 h. 45. — Les mouvements respiratoires sont très-faibles et n'existent que dans l'appareil hyoïdien. Torpeur. L'animal garde la position qu'on lui donne ; la sensibilité est diminuée, la pupille contractée.

2 h. 50. — Perte absolue des mouvements volontaires. Réflexes difficiles à obtenir. Quelques mouvements convulsifs dans les membres. L'examen de la membrane interdigitale montre que la circulation est active ; les vaisseaux sont dilatés et pleins de sang.

3 h. — La grenouille cherche à se déplacer ; elle est prise de tremblement dans les membres. Injection de 2re d'eau camphrée sous la peau du dos. Mouvements convulsifs généraux.

3 h. 10. — Perte complète des réflexes. Le passage d'un courant d'induction sur le rachis amène une série de mouvements convulsifs généraux.

3 h. 25. — Mouvements convulsifs très-faibles dans le train postérieur seulement.

4 h. 35. — Même état. La respiration est complétement abolie. Le cœur bat régulièrement, mais faiblement.

6 h. — État de résolution complète. Les nerfs moteurs sont excitables dans toute leur étendue. Mouvements respiratoires réguliers dans l'appareil hyoïdien. Insensibilité de la cornée.

Le lendemain, les nerfs et les muscles sont encore directement excitables. Le cœur est arrêté et inexcitable. Le ventricule est vide de sang.

On voit, d'après ces x périences, que le camphre agit d'abord sur les centres nerveux en augmentant leur excitabilité, puis en les paralysant. Les centres sensitifs paraissent également atteints. Les nerfs et les muscles ne sont pas influencés. Un phénomène qui caractérise l'action du camphre, c'est sa persistance. Ainsi les animaux, qui reviennent à l'état normal, restent pendant longtemps dans la torpeur. Le même fait a été remarqué chez l'homme : à la suite d'empoisonnement par le camphre, on a vu persister pendant longtemps une faiblesse très-grande et de l'ataxie.

Enfin le camphre a peu d'action sur les nerfs moteurs, et cela le distingue du curare.

Les essences auraient, d'après M. Meynier, la même action que le camphre. Il en est de même de l'aniline.

L'aniline, ou phénylamine, est un alcaloïde organique artificiel, qui se prépare en grand dans l'industrie pour la fabrication de presque toutes les couleurs employées aujourd'hui en teinture. Letheby a signalé le premier des cas d'empoisonnement chez les ouvriers qui préparent ou emploient l'aniline, et depuis on a reconnu que ces empoisonnements sont assez nombreux. Ces faits ont attiré l'attention de MM. Ollivier et Bergeron (1), qui ont étudié l'action physiologique de l'aniline sur les animaux. Ces auteurs ont vu de la torpeur, puis des convulsions suivies de paralysie, et enfin la mort causée par l'asphyxie, chez les mammifères soumis à l'influence de l'aniline ; et ils ont appelé l'attention sur une altération du sang qu'ils ont observée après la mort consistant en une déformation des globules.

Les expériences que j'ai faites sur des grenouilles m'ont démontré que l'aniline a la même action que le camphre.

Une grenouille, soumise à des inhalations de vapeurs d'aniline, perd assez rapidement les mouvements volontaires ; sa sensibilité est considérablement diminuée ; les mouvements réflexes et respiratoires disparaissent, bien que les nerfs moteurs soient encore excitables ; enfin l'animal est dans un état de résolution complète et de mort apparente. Si on le laisse dans un endroit frais, on voit que, le lendemain, les mouvements réflexes et respiratoires sont revenus ; mais la grenouille est dans un état de torpeur manifeste et ne se déplace pas spontanément.

Injectés sous la peau, l'aniline et le sulfate d'aniline produisent les mêmes effets ; ils apparaissent seulement plus rapidement.

En examinant le sang, pris dans le cœur immédiatement après la mort, je n'ai constaté aucun changement d'aspect

---

(1) Ollivier et Bergeron, *Action physiologique de l'aniline. Journal de physiologie*, 1863.

dans les globules, excepté dans un cas où j'avais employé du sulfate d'aniline renfermant un excès d'acide sulfurique : les noyaux étaient apparents et granuleux.

ACIDE CYANHYDRIQUE

L'acide cyanhydrique est un des poisons les plus violents et les plus foudroyants qu'on connaisse. Une goutte déposée dans l'œil ou la bouche d'un animal suffit pour amener la mort en quelques secondes, au milieu de convulsions. Son action sur les centres nerveux est incontestable. M. Bonnefin (1) a montré que les convulsions sont d'origine médullaire. Sur des animaux auxquels il avait détruit une partie de la moelle, il a vu les convulsions manquer dans les muscles qui recevaient leurs nerfs de cette portion détruite.

L'action primitive de l'acide cyanhydrique sur les centres nerveux, et sur le cerveau en particulier, est évidente. Il suffit de faire une légère inspiration au-dessus d'un flacon renfermant de cet acide, pour être pris immédiatement de vertiges et souvent de perte de connaissance. Chez les animaux empoisonnés par l'acide prussique, il se produit une stupéfaction profonde, de la difficulté de respiration ; l'animal chancelle, pousse un cri et tombe. Aussitôt apparaissent des convulsions tétaniques ou cloniques. Les battements du cœur et les mouvements respiratoires sont faibles et ralentis. Les pupilles sont dilatées; il peut y avoir des vomissements et des évacuations. A cette période d'excitation succède un coma profond, avec relâchement des muscles, abdition de la sensibilité. Les mou-

(1) Bonnefin, *Thèses de Paris*, 1851.

vements cardiaques et respiratoires, de plus en plus lents et irréguliers, finissent par s'arrêter.

Malgré la netteté de ces phénomènes, M. Rabuteau range l'acide cyanhydrique parmi les poisons hématiques globulaires. On a remarqué en effet, depuis longtemps, que le sang des animaux tués par ce poison est presque toujours coloré en rouge et non coagulé, et que les globules rouges sont altérés. Plus récemment on a remarqué des modifications caractéristiques dans les bandes normales du spectre de ce sang. Tous ces faits établissent une action directe et persistante de l'acide cyanhydrique sur le sang. Mais est-ce à dire que ce soit la cause unique des symptômes observés dans l'empoisonnement? Évidemment non, et nous le prouverons à propos de l'action des poisons sur le sang.

PICROTOXINE

La picrotoxine est le principe actif de la coque du Levant (*Menispermum cocculus*). Considérée d'abord comme base organique, elle doit prendre place, d'après les travaux modernes, parmi les acides végétaux, car elle peut former avec les bases, telles que la quinine, la morphine, etc., de véritables sels cristallisables.

La coque du Levant a été étudiée pour la première fois, au point de vue toxique, par Goupil[1] en 1807, puis par Boulay[2],

(1) Goupil, *Bulletin de la Société de l'École de médecine*, 1807.
(2) Boulay, *Journal de pharmacie*, XII.

Orfila(1), Glower (2), M. Bonnefin (3), M. Cayrade (4), et enfin
tout récemment par M. Planat (5).

On connaissait déjà l'action délétère que la coque du Levant
exerce sur les poissons, lorsque Goupil (de Nemours) montra
que cette substance est aussi toxique pour les animaux et pour
l'homme; mais il n'étudia pas le mode d'action de ce poison.

Boulay, le premier, nota les convulsions et des mouvements
de rotation chez les animaux empoisonnés par la coque du Levant.

Orfila tira de ses expériences la conclusion que ce poison agit
sur tout le système nerveux, principalement sur le cerveau , à
la manière du camphre.

Glower, frappé des mouvements de recul et de rotation, prétendit que la picrotoxine portait son action sur le cervelet et
les tubercules quadrijumeaux, et que le cerveau proprement dit
n'était pas atteint, parce qu'il y avait conservation de l'intelligence pendant l'empoisonnement.

M. Bonnefin, qui fit ses expériences avec M. Brown-Sequard, établit que la picrotoxine, comme la strychnine, porte
son action sur les centres nerveux, et qu'elle produit des convulsions, non d'une manière directe et par une excitation, mais
indirectement et par l'augmentation de la faculté réflexe du
centre cérébro-spinal.

M. Cayrade signale, dans l'empoisonnement par la picrotoxine, des faits qui avaient échappé aux précédents expérimentateurs : la diminution de la sensibilité générale ; la diversité
des mouvements convulsifs, tantôt partiels, tantôt généraux,

(1) Orfila, *Traité de toxicologie*, 4e édition, t. II. Paris, 1843.
(2) Glower, *Monthly Journal of med. sciences,* 1851.
(3) Bonnefin, *Thèses de Paris*, 1851, n° 239.
(4) Cayrade, *Recherches sur les mouvements réflexes.* Paris, 1864.
(5) Planat, *Recherches physiologiques et thérapeutiques sur la picrotoxine (Journal de thérap.,* mai 1875).

affectant les extenseurs et les fléchisseurs ; enfin la persistance des mouvements volontaires et réflexes normaux, pendant l'intervalle des convulsions.

M. Planat, dans la partie physiologique de son travail sur la picrotoxine, note un fait important : c'est une torpeur assez prononcée au début de l'empoisonnement ; puis il note l'attitude recroquevillée des batraciens, les convulsions toniques et un cri initial dans la première forte convulsion tétanique. Cet auteur a reconnu aussi un arrêt de la circulation dans les capillaires, coïncidant avec la première convulsion ; la diminution du nombre des battements cardiaques et des mouvements respiratoires. Les cœurs et les vaisseaux lymphatiques ne seraient pas influencés. La picrotoxine s'éliminerait moins facilement que la strychnine ; car les grenouilles, empoisonnées même avec de faibles doses, ne reviennent pas à l'état normal, comme cela s'obtient avec ce dernier poison.

Il résulte, en somme, des expériences de M. Planat, que la picrotoxine porte d'abord son action sur les mouvements volontaires. L'animal reste dans la torpeur pendant un temps plus ou moins long, selon la dose absorbée ; les mouvements volontaires ou provoqués présentent toujours de la gêne ou de l'embarras.

A cette première phase en succède une autre, caractérisée par des convulsions toniques, spécialement dans les extenseurs, et de l'incoordination motrice pendant les rémissions. Les battements du cœur se ralentissent, et le cours du sang dans les capillaires finit bientôt par s'arrêter. La sensibilité, diminuée et obtuse pendant la première période, s'exagère au contraire pendant la phase convulsive.

En résumé, dit M. Planat, la picrotoxine agit tout spécialement sur le système cérébro-spinal. Cette action épargne le cerveau proprement dit et les cellules idéo-motrices, et porte principalement sur le cervelet, le bulbe et la moelle. Elle est caractérisée par la surexcitation de leurs éléments, d'où résultent d'abord une exagération et une déviation fonctionnelles, suivies elles-mêmes de paralysie par dépense excessive d'influx nerveux. La conséquence la plus remarquable de cette suractivité fonctionnelle est l'arrêt plus ou moins complet du cœur dans les convulsions, le ralentissement et l'affaiblissement de ses pulsations dans les rémissions, enfin la stase du sang dans les capillaires ; d'où il suit que la picrotoxine est, avant tout, un agent cardio-vasculaire.

Mes propres expériences confirment en partie les résultats obtenus par M. Planat.

Expérience. Grenouille. — Patte gauche liée; nerfs en dehors.

4 h. 10. — Injection sous-cutanée d'une faible solution de picro-toxine.

4 h. 25. — La grenouille est tranquille et n'exécute aucun mouvement volontaire. La respiration est un peu irrégulière. Mise sur le dos, elle reste immobile; puis, au bout de quelque temps, elle cherche à se retourner, mais elle ne peut.

4 h. 35. — Même état. Je mets la grenouile sur le dos ; elle cherche à se retourner, mais elle est prise immédiatement de convulsions toniques générales. Cet état dure environ une minute; puis l'animal reste immobile, et les réflexes sont très-difficiles à obtenir. La grenouille a ouvert largement la bouche et poussé un cri aigu au commencement de l'attaque.

4 h. 40. — La respiration, arrêtée au moment de l'attaque, continue.

5 h. 20. — Il suffit de toucher la grenouille pour provoquer des convulsions et l'arrêt de la respiration.

J'ai vu dans cette expérience le fait signalé par M. Cayrade, à savoir : l'irrégularité des mouvements convulsifs. Au moment des attaques, la grenouille ne rapprochait pas les membres, comme cela se voit avec la strychnine; les membres, pris de convulsions, gardaient la position qu'on leur donnait : une des pattes antérieures était étendue avec les doigts écartés, l'autre était fortement fléchie sous le sternum. L'un des membres postérieurs restait étendu pendant que l'autre pouvait être immobile. Du reste, les convulsions étaient plutôt toniques que cloniques.

Le cœur continue à battre plusieurs heures après la mort, et s'arrête en diastole. Les nerfs moteurs et les muscles conservent aussi leur excitabilité, lorsque toute trace de réflexes a disparu.

J'ai examiné l'état de la circulation sur des grenouilles et des têtards empoisonnés par la picrotoxine, et j'ai vu le cours du sang continuer d'une manière normale dans les petits vaisseaux, jusqu'à ce que les mouvements du cœur fussent très-faibles. Or ceux-ci s'affaiblissent de bonne heure et la circulation se ralentit; mais je n'ai pas vu l'accumulation du sang dans les capillaires, qui se vident au contraire à peu près complétement, même dans la patte dont le nerf est coupé. Il est donc probable que le sang s'accumule, au contraire, dans les viscères abdominaux. Le cœur, après la mort, est en effet rempli de sang.

J'ai essayé, enfin, de déterminer si la picrotoxine agissait également sur toutes les parties des centres nerveux. Pour cela, j'ai fait des sections à différentes hauteurs, le long de l'axe encéphalo-rachidien, et j'ai vu dans tous les cas les convulsions être générales; cependant les convulsions des membres postérieurs devenaient alors plus régulières et ressemblaient à celles que produit la strychnine.

La picrotoxine agit donc sur toutes les parties des centres nerveux.

STRYCHNINE

La strychnine, isolée en 1818 par Pelletier et Caventou, est un des alcaloïdes que l'on retire de la noix vomique, graine du

Strychnos nux vomica, et de la fausse angusture, qui est l'écorce du même arbre. Les *Strychnos colubrina, minor, ligustrina, Ignatii*, ou fève de Saint-Ignace, en renferment également.

La noix vomique doit être considérée comme le type des poisons convulsivants ; aussi est-ce à ce titre qu'elle a attiré de bonne heure l'attention des physiologistes. Elle a été le sujet de nombreux travaux; mais, bien qu'elle produise un empoisonnement dont les symptômes sont caractéristiques, les physiologistes les plus éminents, pour expliquer son action, ont émis des hypothèses différentes, que nous allons passer en revue.

Magendie (1), qui le premier étudia l'action physiologique de la noix vomique, établit, en 1809, que la strychnine agit sur la moelle épinière, et sur la moelle seulement. Pour le prouver, il s'appuya sur les quatre ordres de faits suivants :

1° Ayant coupé sur des mammifères la moelle à différentes hauteurs, il vit les convulsions survenir également, après l'empoisonnement, dans toutes les parties du corps.

2° Ayant détruit sur un chien strychnisé une partie de la moelle, il constata que les muscles qui recevaient leurs nerfs de la partie de la moelle détruite n'étaient pas atteints de convulsions.

3° En appliquant directement une solution de strychnine sur des portions de la moelle, les convulsions ne se produisirent que dans les muscles recevant leurs nerfs de ces portions de la moelle.

4° Il vit qu'au début de l'empoisonnement les sens et le cerveau n'étaient point atteints, et qu'ils ne l'étaient qu'à la période asphyxique produite par l'arrêt de la respiration.

(1) Magendie, *Examen de l'action de quelques végétaux sur la moelle épinière*. Paris, 1809.

Depuis, Emmert (1), Backer (2), van Deen (3), Meyer (4), Marshall-Hall (5), Brown-Sequard (6), Valentin (7), Bonnefin (8), Vulpian (9), Martin - Magron et Buisson (10), etc., admirent aussi que la strychnine agit directement sur la moelle, sur sa substance grise, et non sur les fibres nerveuses des nerfs sensitifs, comme l'ont avancé certains auteurs.

En effet, en 1837, Stannius (11) prétendit que la strychnine agit sur les racines sensitives des nerfs et non sur la moelle ; plus tard, M. Cl. Bernard (12) attribua les convulsions strychniques à une excitation primitive des extrémités des nerfs sensitifs, qui réagissent à leur tour sur les centres nerveux.

Parmi les physiologistes qui admettent que la strychnine agit sur les centres nerveux, les uns, comme Magendie et Müller (13), pensent que cette substance excite la moelle comme le ferait un agent mécanique ou l'électricité ; les autres, comme van Deen, Marshal-Hall, Brown-Sequard, Vulpian, Martin-Magron et Buisson, disent que, dans l'empoisonnement par la noix vomique, la moelle est rendue seulement plus excitable.

(1) Emmert, *Experimenta de effectu venenorum vegetabilium americanorum in corpus animale*. Tubingæ, 1817.

(2) Backer, *Commentatio ad quæstionem physiologicam ab Academia rheno-trajectina, anno 1828, propositam*.

(3) Van Deen, *Traité et découvertes sur la moelle épinière*. Leyde, 1841.

(4) Meyer, *Schmidt's Jahrbücher*, 1847.

(5) Marshall-Hall, *Compt. rend. Ac. des sciences*, 1847.

(6) Brown-Sequard, *Compt. rend. Soc. de biol.*, 1849-1850.

(7) Valentin.

(8) Bonnefin, *Thèses de Paris*, 1851.

(9) Vulpian, *Leçons sur la physiologie du système nerveux*, Paris, 1866.

(10) Martin-Magron et Buisson, *Journ. de phys.*, 1859-60.

(11) Stannius, *Müller's Arch.*, 1837.

(12) Cl. Bernard, *Leçons sur les substances toxiques et médicamenteuses*. Paris, 1857.

(13) Müller, *Traité de physiologie*, 1851.

Cette seconde hypothèse est seule acceptable, car Marshal-Hall a montré, en 1847, que l'électricité excite le système nerveux tout entier et que son action est continue, tandis que la strychnine ne fait qu'augmenter l'excitabilité de la moelle ; ce qui le prouve, c'est qu'une grenouille strychnisée, éloignée de toute cause d'excitation, n'a pas de convulsions et peut revenir à l'état normal au bout de quelque temps.

Nous nous trouvons donc en présence de deux hypothèses pour expliquer l'action de la strychnine : l'une qui admet que cette substance empoisonne les centres nerveux, l'autre qui veut que ce soient les nerfs sensitifs qui soient seuls atteints. Nous allons examiner cette dernière hypothèse et voir si elle peut se concilier avec les faits fournis par l'observation et l'expérimentation.

M. Cl. Bernard appuie sa théorie sur l'expérience suivante: si, sur une grenouille empoisonnée par la strychnine, on coupe toutes les racines postérieures des nerfs rachidiens, les convulsions n'ont pas lieu. M. Bernard en conclut que, les extrémités des nerfs sensitifs étant empoisonnées et les communications de ces nerfs avec la moelle étant interrompues, les excitations ne peuvent arriver à cet organe et les mouvements convulsifs réflexes n'ont plus lieu.

M. van Deen a répété cette expérience, et il a vu qu'il suffisait alors de toucher directement la moelle pour faire apparaître les convulsions après la section des racines postérieures, et que ces mêmes convulsions peuvent être produites par l'action directe du poison sur le centre rachidien.

En 1849, M. Brown-Sequard communique à la Société de biologie une expérience qui démontre bien que la strychnine n'a pas d'action sur la terminaison des nerfs.

On coupe la moelle à une grenouille au-dessous du renflement brachial, et l'on coupe les artères qui vont de l'aorte à la colonne vertébrale ; on empoisonne l'animal par la bouche :

il n'y a pas de convulsions dans le train postérieur, bien que les extrémités périphériques des nerfs sensitifs soient empoisonnées et que les mouvements réflexes persistent assez longtemps.

Une autre expérience consiste à empoisonner une grenouille par la strychnine, en mettant le train postérieur à l'abri de l'action du poison ; ce qui s'obtient en faisant à la région sacrée une ligature qui embrasse l'aorte et tous les tissus, mais qui laisse les nerfs en dehors. Dans ce cas, les convulsions se montrent aussi bien dans le train postérieur que dans le train antérieur.

M. Cl. Bernard répéta ces expériences et en vérifia l'exactitude. Mais, suivant lui, elles ne prouvaient rien; parce que, disait-il, il suffit qu'une seule extrémité sensitive empoisonnée soit en rapport avec la moelle, pour qu'il se produise des convulsions générales, « la moelle étant une sorte de réservoir commun dans lequel viennent se perdre et se confondre les nerfs du sentiment. »

Pour répondre à cette objection, MM. Martin-Magron et Buisson ont alors modifié l'expérience de la façon suivante : ils ont préparé une grenouille de la même manière que M. Brown-Sequard, pour empêcher l'empoisonnement des nerfs des membres postérieurs ; puis ils ont coupé transversalement la moelle au-dessus de l'origine des nerfs lombaires, ainsi que les racines nerveuses, entre la section et l'origine des nerfs lombaires. La portion de la moelle en rapport avec les nerfs des membres postérieurs était ainsi seule atteinte par le poison, et les nerfs étaient complètement à l'abri de l'action toxique. Malgré cela, les convulsions tétaniques ont eu lieu, comme à l'ordinaire, dans le train postérieur.

Il ressort nettement de ce qui précède que les convulsions tétaniques qu'on observe dans l'empoisonnement par la strychnine ne peuvent être attribuées qu'à une action directe de cette substance sur les centres nerveux. C'est cette manière de voir que professent la plupart des physiologistes modernes, et M. Cl. Bernard lui-même, qui écrivait encore en 1872 : « La strychnine empoisonne le nerf sensitif en excitant ses propriétés et en les exagérant, de sorte qu'elle amène la mort de l'élément sensitif par l'épuisement qui résulte de son excès d'activité (1) », a dit dernièrement, dans son cours au Collége de France : « La strychnine agit essentiellement sur la moelle épinière, ainsi que tout le monde le sait depuis Magendie. Cette action du poison excite des convulsions et épuise rapidement les propriétés de réaction réflexe des nerfs de sensibilité et de mouvement (2). »

La strychnine agit-elle sur toutes les parties du centre encéphalo-rachidien, et n'agit-elle que sur ce centre? C'est ce qu'il nous reste à examiner.

Kölliker a dit que le tétanos pouvait se produire chez des animaux strychnisés, par des excitations de la moelle provenant du cerveau ; mais c'est là une simple hypothèse, qui ne repose sur aucun fait. M. Vulpian (3) a montré au contraire, le premier, que, lorsque les spasmes convulsifs ont duré quelque temps, la motilité volontaire disparaît. Cette disparition des mouvements volontaires ne peut être attribuée à l'action de la strychnine sur les extrémités des nerfs moteurs, puisqu'elle s'observe également dans la partie de la grenouille qui a été mise à l'abri du poison par la ligature des artères. On voit même qu'en retournant l'animal sur le dos, il n'exécute plus aucun mouvement avec le membre non empoisonné, pour chercher à se retourner. Ce fait amène naturellement à conclure que « la strychnine, à une certaine période de son action, paralyse

(1) Cl. Bernard, *de la Physiologie générale,* note 28. Paris, 1872.
(2) *Revue scientifique,* n° du 12 juin 1875.
(3) Vulpian, *Arch. de physiol.,* n° 1, 1870.

les parties de la moelle allongée paraissant être le centre d'action du mécanisme qui détermine, maintient et rétablit l'attitude normale du corps chez la grenouille, et, d'autre part, qu'elle paralyse aussi dans la même période les agents centraux du mouvement volontaire chez les animaux, en respectant plus ou moins les agents centraux des mouvements réflexes. »

Si l'on observe aussi avec attention les premiers symptômes de l'empoisonnement chez les animaux et les individus strychnisés, on verra que l'action sur les centres encéphaliques n'est pas douteuse. Nous avons toujours noté chez les grenouilles strychnisées, surtout lorsque la dose était un peu forte, une torpeur et une paresse musculaire très-marquées avant le début des accès de tétanos. On a prétendu que l'animal ne se déplace pas et n'exécute pas de mouvements pour éviter les convulsions et la douleur qui les accompagne ; mais il est facile de réfuter cette objection, puisque cette immobilité de la grenouille s'observe dès le début de l'empoisonnement, lorsque les réflexes, comme l'a démontré M. Cayrade, commencent à être seulement un peu plus énergiques. Du reste, chez l'homme, après l'ingestion du poison, on observe un sentiment de vertige qui rend la marche moins sûre, puis des douleurs légères, des éblouissements, des tintouins, des bluettes, une certaine excitation nerveuse analogue à l'hystérie; le patient éprouve, sur le trajet des nerfs des membres, des fourmillements, puis des sensations très-douloureuses, qui, lorsque les accès tétaniques commencent, arrachent des cris aux malades. L'intelligence, conservée au début, finit généralement par disparaître après un certain nombre d'accès.

La strychnine a donc une action sur les centres encéphaliques comme sur les centres rachidiens. Mais on peut, sur des grenouilles strychnisées, enlever le cerveau et le bulbe sans que la marche de l'empoisonnement soit troublée. Si l'on fait une section transversale de la moelle, les convulsions pourront ne plus être simultanées dans les quatre membres. Si l'on vient à toucher légèrement la partie postérieure de l'animal, elle sera prise de convulsions; celles-ci donnant une secousse au corps entier de la grenouille, les convulsions auront alors lieu dans la partie antérieure, et réciproquement.

D'après M. Cayrade, la strychnine n'agirait pas également sur toutes les parties de la moelle. Cet observateur a remarqué que les mouvements réflexes d'extension sont très-difficiles à obtenir chez des grenouilles décapitées, et qu'au contraire, chez les grenouilles strychnisées, on les obtient d'autant plus facile-ment que l'empoisonnement est plus avancé ; de sorte que les convulsions ont toujours pour caractère de mettre les membres dans une extension forcée. M. Cayrade a fait les expériences suivantes : si l'on prend deux grenouilles, et qu'à l'une on en-lève les muscles fléchisseurs des membres postérieurs, tandis qu'à l'autre on ôte les extenseurs, on trouve que la grenouille qui a encore ses extenseurs a des convulsions, tandis que celle qui n'a que des muscles fléchisseurs n'en éprouve pas. Si l'on coupe à une grenouille les muscles extenseurs et fléchisseurs d'une patte et qu'on l'empoisonne par la strychnine, on voit que les muscles extenseurs seuls se rétractent, tandis que les flé-chisseurs n'ont que des mouvements fibrillaires. En s'appuyant sur ces expériences, M. Cayrade croit qu'il est légitime de con-clure que que la strychnine agit surtout sur les extenseurs, et que l'uniformité des mouvements convulsifs obtenus dans l'em-poisonnement dépend de cette action spéciale.

M. Vulpian a fait, de son côté, des expériences à ce sujet, et n'est pas arrivé au même résultat que M. Cayrade. « Que l'on coupe, dit-il, les muscles extenseurs sur un des membres pos-térieurs chez une grenouille, avant de l'empoisonner, et l'on verra, lorsque éclateront les convulsions du strychnisme, les divers segments de ce membre se fléchir convulsivement les uns sur les autres, tandis que l'autre membre postérieur offrira l'ex-tension spasmodique ordinaire. »

J'ai répété plusieurs fois cette expérience; elle m'a donné toujours le même résultat qu'à M. Vulpian.

Expérience. Grenouille verte femelle. — Les muscles extenseurs de la cuisse, de la jambe et du pied du membre postérieur droit, sont sectionnés vers leur partie moyenne.

1 h. 42. — Injection sous-cutanée de strychnine, 0 gr. 00001.

1 h. 55. — Hypéresthésie. Il suffit de toucher la grenouille pour qu'elle pousse un cri et exécute un mouvement d'extension de la patte gauche et un léger mouvement de flexion de la patte droite.

2 h. — La grenouille ne se déplace pas spontanément; elle reste immobile. Mais un simple choc sur la table amène des convulsions générales dans tous les muscles, aussi bien dans les fléchisseurs des différents segments du membre droit que dans les muscles de la patte gauche. Les mouvements respiratoires sont nuls pendant les attaques et irréguliers dans les rémissions.

2 h. 30. — Même état. Attaques de tétanos : la patte gauche se raidit dans l'extension. Il y a une série de secousses dans les fléchisseurs du membre postérieur droit. La cuisse est écartée du corps, la jambe fortement fléchie sur la cuisse, et le pied fortement fléchi sur la jambe. Les pattes antérieures sont étendues le long du corps, mais ramenées sous l'abdomen.

Cet état persiste jusqu'à six heures du soir. La grenouille est trouvée morte le lendemain matin.

Nous ne pouvons donc pas admettre une action élective de la strychnine sur les centres des mouvements d'extension, comme le veut M. Cayrade. Du reste, M. Vulpian a remarqué aussi que les grenouilles mâles fléchissent les membres antérieurs sous le sternum pendant les convulsions, et que les femelles les étendent le long du corps.

L'extension spasmodique des membres postérieurs tient donc uniquement à la prépondérance des muscles extenseurs sur les muscles fléchisseurs. Si l'on vient, en effet, à faire passer un courant d'induction sur la région rachidienne d'une grenouille, on verra les membres postérieurs se roidir en extension forcée, absolument comme on le voit dans les convulsions strychniques.

Si l'action principale de la strychnine se porte sur les centres nerveux, il ne faut pas croire cependant que cette action soit limitée à ces organes. Müller, Matteucci (1), A. Moreau (2), Ambrosoli (3), Wittich (4), avaient déjà constaté dans un grand nombre d'expériences que, après la cessation des convulsions, alors que le cœur bat encore régulièrement, on observe chez les grenouilles strychnisées une période de relâchement des muscles et la disparition de l'excitabilité des nerfs périphériques, sous l'influence de l'électricité.

MM. Kölliker, Pélikan et Cl. Bernard, ont nié cette action de la strychnine sur les nerfs moteurs, et ils ont prétendu que la perte d'excitabilité des nerfs moteurs était due à un épuisement produit par les convulsions. Ces physiologistes, pour démontrer qu'il en est bien ainsi, se sont appuyés sur cette expérience : si l'on coupe un des nerfs sciatiques sur une grenouille, et qu'on empoisonne l'animal par une assez forte dose de strychnine, on voit que le bout périphérique du nerf coupé conserve ses propriétés motrices pendant un certain temps après que le nerf intact a perdu les siennes.

Mais, d'un autre côté, MM. Vulpian, Martin-Magron et Buisson, ont empoisonné des grenouilles par de fortes doses de strychnine : dans ce cas, les convulsions sont de peu de durée et même peuvent manquer complétement. Après la disparition des mouvements réflexes, les nerfs avaient perdu leur excitabilité, bien que le cœur continuât à battre et que les muscles fussent encore excitables directement. On peut donc admettre que, dans l'expérience de M. Cl. Bernard, le nerf

(1) Matteucci, *Traité des phén. électro-physiologiques*. Paris, 1844.
(2) *Comptes rendus Soc. de biologie*, 1855.
(3) *Gazzetta medica italiana*. Milano, 1857.
(4) *Bericht über die Fortschritte der Anatomie*, etc., 1857.

coupé conserve plus longtemps ses propriétés parce que ses extrémités sont seulement soumises à l'action du poison ; tandis que, pour le nerf intact, cette action s'ajoute à la surexcitation et à l'épuisement des fibres nerveuses motrices, par l'intermédiaire de la moelle épinière.

La strychnine abolit l'excitabilité des nerfs moteurs en agissant sur les extrémités périphériques et non sur les troncs. Si l'on prépare, en effet, une grenouille, de manière à interrompre la circulation dans une patte, tout en laissant le nerf sciatique en dehors de la ligature, sa partie supérieure étant seule soumise à l'action toxique, on voit, lorsque tous les nerfs moteurs ont perdu leur excitabilité, que l'on peut provoquer d es contractions dans la patte non empoisonnée, en touchant un point quelconque de l'animal ou en galvanisant la moelle. Cette expérience prouve que la strychnine agit sur les extrémités nerveuses motrices pour les paralyser, et qu'elle laisse intactes les terminaisons des nerfs sensitifs.

M. Vulpian a vérifié ce dernier fait un grand nombre de fois ; il a vu la sensibilité persister pendant près de sept heures dans les membres qui ont perdu toute motilité réflexe, sous l'influence de l'intoxication par la strychnine.

Il a démontré, non-seulement que les extrémités centrales des nerfs sensitifs restent physiologiquement intactes, mais que les éléments de la moelle qui servent de conducteurs à la sensibilité le sont aussi, puisque les mouvements réflexes persistent dans le membre non empoisonné, bien que la moelle soit soumise à l'action de la strychnine.

La strychnine exerce-t-elle une action sur l'appareil vaso-moteur ? Cette question doit d'autant plus nous intéresser, que certains physiologistes ont voulu expliquer les convulsions par une simple hypérémie de la substance grise de la moelle et du bulbe, due à un trouble fonctionnel subi par l'appareil vaso-moteur, sous l'influence de la strychnine. On avait constaté, en effet, dans les autopsies des individus et des animaux morts empoisonnés par la strychnine, que les vaisseaux des enveloppes cérébrales et médullaires étaient pleins de sang et que la substance grise était très-hypérémiée; mais aucune expérience n'avait été faite pour déterminer l'action de la strychnine sur les vaisseaux.

En 1863, Richter (1) constata une forte contraction des artères de la membrane interdigitale chez les grenouilles strychnisées, et il vit que la pression artérielle chez des chiens strychnisés peut monter jusqu'au double du degré normal.

Plus récemment, M. S. Mayer (2) a vu chez des chiens curarisés, puis soumis à l'action de la strychnine, la tension du sang augmenter considérablement. Dans ce cas, il n'y a pas de convulsions, et l'on ne peut pas les faire intervenir pour expliquer le resserrement des vaisseaux. M. Mayer a montré, en outre, que cette augmentation de pression artérielle est due, non à une influence exercée sur le cœur par la strychnine, mais bien à une action vaso-constrictive générale que cette substance détermine par son action sur le bulbe rachidien. Vient-on à couper la moelle épinière vers la partie supérieure de la région cervicale, on ne constate plus d'augmentation de tension artérielle.

M. Vulpian (3) a répété les expériences de M. Mayer et a confirmé leur exactitude. Ce savant physiologiste attribue à une action réflexe le resserrement des vaisseaux, et son explication est beaucoup plus acceptable que celle de M. Mayer. « Ne peut-

(1) Richter, *die Wirkung des amerikanischen Pfeilgiftes und der Künstlichen Respiration bei Strychnin Vergiftung.* (Zeitsch. f. rat. med. 1863.)

(2) Sigmund Mayer, *Studien zur Physiologie der Herzens und der Blutgefässe.* (Sitzungsber. d. K. Akad. d. Wiss. Bd. 64.)

(3) Vulpian, *Leçons sur l'appareil vaso-moteur*, tom. II. Paris, 1875.

on pas supposer, dit-il, que l'impressionnabilité et l'excitabilité réflexe de la moelle épinière et du bulbe rachidien, étant considérablement exaltées par la strychnine chez un animal curarisé, des stimulations latentes, naissant dans divers points du corps, ou des impressions sensorielles (visuelles, auditives, etc.), peuvent exciter les centres nerveux et mettre en activité, par mécanisme réflexe, les nerfs qui ont conservé l'intégrité complète ou presque complète de leur fonctionne· ment ? Les nerfs vaso-moteurs pourraient ainsi entrer en jeu et donner lieu à une constriction plus ou moins généralisée des vaisseaux, constriction ayant pour conséquence une augmentation de la pression intra-aortique. »

Quant à la congestion vasculaire de l'axe cérébro-spinal, qu'on observe *post mortem*, elle peut tenir aux stases répétées auxquelles le sang veineux est soumis pendant les accès convulsifs.

Nous n'avons étudié jusqu'à présent que l'empoisonnement normal par la strychnine, nous devons dire un mot des causes qui modifient la marche et les symptômes de l'intoxication strychnique.

La strychnine peut produire des effets en apparence tout à fait opposés, selon les doses auxquelles elle est administrée. Nous avons déjà vu que des doses assez fortes peuvent amener la mort chez les grenouilles sans convulsions; voici, dans ce cas, les symptômes que l'on observe :

Expérience. — J'injecte sous la peau du dos d'une rainette 0ᵍʳ,002 de strychnine. Immédiatement après l'injection, elle fait plusieurs sauts, puis tombe sur le ventre. avec les pattes postérieures légèrement fléchies. Elle demeure dans cette position parfaitement immobile et ne présente aucune convulsion. Au bout de quelques minutes, elle est mise sur le dos. La respiration est arrêtée; en touchant l'animal, on provoque de très-légères contractions tétaniques dans tous les membres. Cinq minutes après, on n'obtient plus de réflexes. Le cœur

4

bat encore ; les muscles sont directement excitables. les nerfs ne le sont plus.

Des doses moins fortes, au contraire (0^{gr},00001), amènent assez rapidement le tétanos, et l'animal meurt à la suite d'é-puisement de la moelle épinière par les excitations répétées. Si la dose est très-faible (0^{gr},000001), après une série d'accès de tétanos, la grenouille tombe dans le collapsus complet, qui peut durer de quelques heures à un ou deux jours; ensuite des convulsions reparaissent, d'abord dans les muscles de la région hyoïdienne, puis dans les parois abdominales, puis dans les membres. Elles sont très-violentes et durent très-longtemps. M. Vulpian les a vues, en hiver, persister pendant un mois.

Enfin MM. Martin-Magron et Cayrade ont montré qu'avec de très-petites doses on pouvait ne voir qu'une simple exagé-ration des mouvements réflexes : quelques convulsions et le tétanos ne surviennent que longtemps après, ou même man-quent tout à fait.

Parmi les autres causes qui modifient l'empoisonnement par la strychnine, il faut noter la température, l'électricité, etc. Ainsi, d'après Kunde (1), si la quantité de strychnine don-née à un animal est petite, une augmentation de température supprime les convulsions, tandis que le froid les augmente. Kunde, van Deen et Valentin, ont pu aussi faire disparaître les convulsions strychniques en employant des courants conti-nus ou les décharges d'un appareil électro-magnétique. Il est probable que, dans ce cas, ils épuisaient rapidement la moelle. Pflüger a obtenu le même résultat en épuisant directement le nerf sciatique.

Les saignées retarderaient l'arrivée des convulsions chez le lapin, d'après Vierordt et Kaupp.

(1) Kunde, *Virchow's Archiv.*, 1860. Bd XVIII, p. 357-360.

Nous nous occuperons, dans un autre chapitre, des substances qui, introduites dans l'économie en même temps que la strychnine, peuvent empêcher les accès tétaniques.

Enfin, en 1867, MM. Leube (1) et Rosenthal avaient annoncé qu'on peut, en pratiquant la respiration artificielle, empêcher les convulsions de se produire chez un animal strychnisé. MM. Rossbach (2), Jochelsohn (3) et Vulpian (4), ont vu que, si la respiration artificielle peut, dans quelques cas, prolonger la vie des animaux, elle ne peut nullement empêcher les convulsions ni la mort, lorsque la dose est franchement toxique.

La brucine et l'igasurine, les deux autres alcaloïdes que l'on retire de la noix vomique, produisent des effets qui se rapprochent de ceux de la strychnine, avec cette différence qu'ils sont moins intenses.

L'igasurine est plus active que la brucine; celle-ci serait douze fois moins active que la strychnine, d'après Magendie.

Il faudrait aussi rapprocher de la strychnine le *M'Boundou*, poison d'épreuve du Gabon, l'absinthe, la cantharide et la cantharidine.

CURARE

Nous ne ferons pas ici l'historique du curare; les documents relatifs à sa découverte et à son importation, à son origine et à sa composition, ont été longuement exposés dans les leçons de

(1) Leube, *Reichert's und du Bois-Reymond's Archiv.*, 1867.
(2) Rossbach, *Centralblatt*, 1873.
(3) Jochelsohn, *Verhands der Phys. medic. Gesellschaft in Würzburg*, 1873.
4) Vulpian, *loc. cit.*

M. Cl. Bernard sur les substances toxiques et médicamenteuses, dans les travaux d'Alvaro Reynoso, de Hammond et Mitchell, de Beigel, et dans la toxicologie de Rabuteau.

Nous rappellerons seulement que l'origine du curare a été beaucoup discutée. Les uns regardaient ce poison comme un venin, d'autres comme un poison d'origine végétale. Il résulte des relations de voyageurs, de Castelnau et Schomburgk, qui ont assisté à la confection du curare chez les Makusis de la Guyane anglaise, que cette substance devrait ses propriétés toxiques à diverses strychnées qui entrent dans sa composition, *Strychnos toxifera, S. cogens, S. Schomburghii.*

Mais il existe plusieurs espèces de curare, de diverses provenances, portant des noms différents (Woorara, Wourali, Ourali, Ticunas, etc.), et qui n'auraient pas la même composition. Il est possible que cette diversité de composition soit la cause principale de la différence des résultats auxquels sont arrivés les physiologistes qui ont expérimenté cette substance. On retire du curare un alcaloïde, appelé par Boussingault *curarine,* auquel Preyer a assigné la formule $C^{10} H^{18} A^3$, mais dont la composition n'est pas encore bien connue et qui jouit des mêmes propriétés que le curare.

Comme la strychnine, le curare a été l'objet d'un grand nombre de recherches, et cependant des physiologistes des plus éminents ne sont pas d'accord sur son mode d'action. Aussi apporterons-nous à son étude une attention toute particulière.

Les premiers expérimentateurs qui ont étudié l'action du curare ont prétendu que ce poison peut être ingéré impunément dans le tube digestif de l'homme et des animaux, tandis qu'introduit dans une plaie ou par une piqûre sous la peau, son action est rapidement mortelle. M. Cl. Bernard a partagé aussi cette opinion, et il a cherché à établir que le curare n'était pas altéré dans l'estomac et n'y était pas absorbé. Mais Fontana, Pelikan ; MM. Martin-Magron et Buisson, Brown-Sequard, etc., ont démontré que ce poison est absorbé par les différentes surfaces de l'économie : muqueuse digestive, muqueuse pulmonaire, muqueuse oculaire, muqueuse vésicale et peau ; mais qu'il en fallait de plus grandes quantités pour empoisonner un animal qu'il n'en faut lorsqu'il est introduit directement dans le sang. Le fait n'est pas particulier au curare; il a lieu, comme l'a démontré M. Pelikan, pour la plupart des poisons. Du reste, M. Cl. Bernard reconnait aujourd'hui lui-même que le curare, comme les venins, est absorbé par la muqueuse digestive : c'est un fait incontestable pour tout le monde.

Fontana, qui fut l'un des premiers à expérimenter sérieusement l'action du curare, avait vu se produire des convulsions chez des lapins, des cochons d'Inde, des pigeons, soumis à l'action de ce poison. Aussi plaçait-il en première ligne les convulsions parmi les phénomènes qui accompagnent l'empoisonnement par cette substance. Cependant il avait noté que ces convulsions sont beaucoup plus marquées quand la dose de poison est très-faible et que l'animal peut revenir. Dans certains cas, principalement chez les animaux à sang froid, il n'a pas vu de convulsions.

Morgan et Addison, Black, Reynoso, Vulpian, Watterton, ont signalé aussi les convulsions parmi les symptômes de l'empoisonnement par le curare.

D'un autre côté, de Humboldt, Goudot, Virchow, Pelouze et Cl. Bernard, Carrey, ont nié l'existence des convulsions et ont prétendu que ce que les autres observateurs avaient pris pour des convulsions n'était que des tressaillements analogues à ceux du frisson et n'agitant que les muscles peaussiers.

MM. Martin-Magron et Buisson ont répété avec beaucoup de soin les expériences de Fontana, et ils ont vu des convulsions les plus manifestes se continuer chez les mammifères, même pendant la respiration artificielle. Ces mêmes auteurs se basent, pour admettre les convulsions comme symptôme fondamental de la mort par le curare, sur une série d'expériences faites avec des grenouilles auxquelles ils injectaient directement une solution de curare dans le canal rachidien. On a fait de sérieuses objections à ce mode d'expérimentation ; un grand nombre de substances inertes, mises en contact avec la moelle, peuvent, en effet, l'irriter mécaniquement et produire des convulsions. Nous avons même vu la simple mise à nu des hémisphères cérébraux chez un cochon d'Inde, fait déjà observé par M. Ferrier, donner lieu à des attaques épileptiformes.

Chez un chien à qui l'on avait découvert une portion de la moelle épinière, l'excitabilité des cordons postérieurs était telle, au bout de quelques heures, qu'il était impossible de toucher légèrement la dure-mère sans provoquer des mouvements réflexes et des cris de l'animal. Bien que MM. Martin-Magron et Buisson aient institué une série d'expériences pour démontrer l'innocuité d'injections d'eau, de solution de chicorée, de poudres de lycopode, de bleu de Prusse, etc., dans le canal rachidien, la discordance même que présentent les résultats auxquels ils sont arrivés ne permet pas d'accorder une grande confiance à ce genre d'expériences.

Si l'on peut faire des objections sérieuses aux expériences de MM. Martin-Magron et Buisson, les faits d'observation sont indéniables. Or, chaque fois que l'on empoisonne un animal, surtout un mammifère, par une faible dose de curare, on voit presque toujours apparaître, après la disparition des mouvements volontaires, des mouvements convulsifs dans les membres. J'ai vérifié souvent moi-même ce fait sur de jeunes chiens et de jeunes chats.

Ces mouvements, qui peuvent se produire spontanément, s'observent généralement quand on pince l'animal, ou bien ils accompagnent chaque mouvement respiratoire. Ils sont moins énergiques et moins réguliers que ceux de la strychnine et ont plus d'analogie avec ceux de la picrotoxine, car souvent ils

n'ont pas lieu en même temps dans tous les membres. Ceux de
la queue sont les derniers à disparaitre : cela s'observe particulièrement chez le lézard. Les convulsions s'observent aussi chez
les grenouilles, mais il faut les empoisonner avec de faibles
doses : l'expérience réussit mieux en hiver qu'en été.

Expérience. Rainette. — 9 h. 35. Injection sous la peau du dos de
0 gr. 00002 de curare. La rainette, après l'injection, reste attachée
aux parois du vase qui la renferme.

1 h. 45.—Perte des mouvements volontaires. La rainette saute quand
on la pince ; après le saut, il y a une série de contractions tétaniques
dans tous les membres. La respiration est ralentie ; il n'y a plus que
des mouvements du plancher de la bouche.

2 h. 30. — Immobilité complète. La respiration est lente. L'animal
se déplace encore quand on le pince.

Il n'y a plus de convulsions.

5 h. — Même état.

Le lendemain, la rainette est revenue à l'état normal.

Les convulsions étant un des premiers symptômes observés
dans l'empoisonnement par le curare, on est porté à penser que
ce poison produit une excitation primitive de la moelle épinière. Mais il y a d'autres faits qui démontrent cette action
d'une manière certaine.

Nous avons déjà dit que MM. Martin-Magron et Buisson
avaient empoisonné directement la moelle sur des animaux, en
injectant une solution de curare dans le canal rachidien ; nous
avons vu aussi les objections qu'on pouvait faire à ce mode
d'expérience. L'expérience suivante, faite par ces mêmes physiologistes et que nous avons répétée, est à l'abri de ces objections et donne les mêmes résultats.

Expérience. Grenouille. — 1 h. 20. On place à la base du cœur une ligature qui embrasse tous les vaisseaux et empêche la circulation de se
faire, puis on injecte sous la peau du dos une forte solution de curare.

1 h. 30. — Perte des mouvements volontaires. La respiration est arrêtée. Les réflexes sont encore énergiques.

1 h. 35. — Légers mouvements convulsifs dans les membres et dans l'appareil hyoïdien.

1 h. 40. — Mouvements réflexes nuls. Les nerfs moteurs sont excitables dans toute leur étendue.

5 h. — Les nerfs sont encore excitables dans toute leur étendue.

Dans cette expérience, la solution de curare n'a pas été en contact immédiat avec la moelle; elle n'est arrivée aux centres nerveux qu'après avoir traversé tous les tissus qui les séparent de la peau, muscles, aponévroses, etc. La substance toxique est arrivée progressivement par imbibition, comme cela se passe normalement au moyen de la circulation, quand l'injection a été faite dans le tissu cellulaire sous-cutané; de plus, son action a été limitée, car elle n'a pu se répandre dans tout l'organisme; mais, l'absorption étant plus lente, il faut employer une solution assez forte de curare.

On pourrait objecter à cette expérience que l'arrêt de la circulation suffit pour amener la perte des mouvements volontaires, les convulsions, etc.; mais si l'on fait comparativement, comme nous l'avons répété nous-même, la ligature du cœur sur une grenouille non empoisonnée, on voit les mouvements volontaires ne disparaître qu'au bout d'une heure environ, et les mouvements réflexes persister beaucoup plus longtemps. Dans notre expérience, au contraire, les mouvements réflexes avaient disparu au bout de vingt minutes; il est donc bien évident que, dans ce cas, le curare a aboli les fonctions des centres nerveux.

Pour démontrer que le curare n'a pas d'action sur les centres nerveux, M. Cl. Bernard s'appuie sur l'expérience suivante: sur une grenouille dont le train postérieur est mis à l'abri du poison par une ligature qui comprime toute la partie postérieure du corps, à l'exception des nerfs lombaires, on introduit une solution de curare sous la peau de la région dorsale. Quand tous les mouvements ont disparu dans la partie antérieure, il y a encore des mouvements volontaires, dit M. Bernard, dans le train postérieur, et les mouvements réflexes y persistent fort longtemps.

J'ai répété cette expérience plusieurs fois, et je n'ai jamais vu de mouvements volontaires dans le train postérieur, alors qu'il n'y en avait plus dans la partie antérieure. La grenouille était immobile et gardait la position qu'on lui donnait quand on la déplaçait doucement. Mais, si l'on touchait un point quelconque du corps avec de l'eau acidulée, ou si l'on pinçait la peau, on voyait alors des mouvements réflexes énergiques et coordonnés se produire dans le train postérieur. Les mouvements réflexes, après avoir duré pendant un temps plus ou moins long, finissaient aussi par disparaître, bien que les nerfs lombaires fussent encore directement excitables. Si la dose de curare n'avait pas été trop forte et que l'animal eût été placé dans un endroit frais, on voyait, le lendemain, les mouvements réflexes reparaître dans le train antérieur et les membres inférieurs, avant les mouvements volontaires. Dans une autre expérience, j'avais une grenouille témoin, préparée de la même manière ; elle conserva ses mouvements volontaires bien longtemps après qu'ils avaient disparu chez la grenouille curarisée.

M. Vulpian a constaté en outre souvent, comme nous le dirons bientôt à propos de l'action du curare sur les nerfs moteurs, que le curare peut produire la mort chez les mammifères, lorsque tous les nerfs moteurs ont encore conservé leur excitabilité. J'ai vérifié ce fait un grand nombre de fois sur des chiens et des chats nouveau-nés, soumis à la diète et refroidis. Ces animaux sont alors à peu près dans les mêmes conditions que les animaux à sang froid, et, chez eux, les différents tissus conservent leurs propriétés après la mort beaucoup plus longtemps que chez les animaux adultes.

MM. Voisin et Liouville (1), qui ont fait des essais théra-

(1) Voisin et Liouville, *Étude sur le curare. (Gaz. hebdom. de méd. et de chirurg.*, 1866.)

peutiques avec le curare, ont expérimenté cette substance chez l'homme. Nous empruntons à leur travail la description des symptômes observés après l'administration du curare :

« Les premiers phénomènes par ordre d'apparition, dit M. Voisin, sont le plus souvent : du prolapsus des paupières supérieures, de la diplopie légère, passagère ; un état brouillé de la vue. Le malade ne distingue plus nettement les objets, et on le voit passer sa main sur ses yeux ; il se plaint de pesanteur des paupières supérieures, que l'on voit, en effet, naturellement abaissées ; s'il veut se lever, *il se sent étourdi*. Le pouls augmente un peu d'ampleur, de fréquence ; la température du corps et le nombre des inspirations s'accroissent en même temps ; la sécrétion urinaire s'exagère aussi.

» Ces phénomènes ne se produisent jamais moins de quinze à vingt minutes après les injections ; mais le moment de leur apparition est ordinairement de trois quarts d'heure à une heure, avec des doses de sept centigrammes. La durée des phénomènes oculo-palpébraux est excessivement courte : une heure à une heure et demie au plus. Quant à la fréquence du pouls et à l'augmentation de la sécrétion urinaire, leur durée est au plus de vingt à vingt-quatre heures.

» Assis ou courbé dans son lit, le malade éprouve, pendant les quelques heures qui suivent les injections de huit centigrammes et plus, un sentiment de lassitude, de courbature dans les membres inférieurs, qui se fait sentir surtout dans la station debout ; j'ai même observé quelquefois du trébuchement. Des malades ressentent cette fatigue près de vingt-quatre heures après la médication.

» Des individus curarisés éprouvent aussi, une demi-heure à une heure après l'injection, un besoin irrésistible de dormir, qui m'a paru de bon augure pour la sédation du système nerveux, et que j'ai, du reste, constaté sur des animaux dans des expériences qui me sont communes avec Liouville. »

Ces mêmes auteurs ont, de plus, constaté une expression particulière du regard, qui est terne, exprime l'étonnement, l'inquiétude et quelquefois l'hébétude ébrieuse ; une gêne et un trouble de coordination des mouvements ; le défaut d'équilibration dans la station debout et la marche.

Deux fois, par suite d'erreur dans les doses, ils ont vu de la parésie absolue des membres inférieurs, du tronc, incomplète des membres supérieurs ; l'impossibilité de s'asseoir, des besoins fréquents d'aller à la selle, des étourdissements et de la lourdeur de tête, l'impossibilité d'articuler les mots, enfin du tremblement fibrillaire dans les muscles.

L'intelligence leur a paru constamment conservée, malgré l'état de somnolence manifeste.

Suivant Brodie, Virchow et Munter, le curare produit de l'étourdissement, de la stupéfaction, et amène par conséquent la cessation des fonctions du cerveau.

Ces faits, rapprochés de ceux qu'on a observés chez les animaux, ne permettent pas de douter que le curare n'exerce d'abord son action sur les centres nerveux. Sur quelles parties de ces centres ? C'est ce que nous étudierons quand nous traiterons de l'action générale des poisons.

Mais cette action sur les centres nerveux n'est évidemment pas la seule, puisqu'elle a passé inaperçue pour beaucoup de physiologistes, et que d'autres la nient. M. Cl. Bernard répète en effet, depuis vingt-cinq ans, que le curare agit exclusivement sur les nerfs moteurs. C'est cette action que nous allons étudier maintenant.

De Humboldt fut le premier à constater la perte d'excitabilité des nerfs, chez des animaux empoisonnés par le curare ; mais, en 1850, MM. Pelouze et Cl. Bernard établirent ce fait d'une manière incontestable, et ils prétendirent que le curare paralysait toujours les nerfs moteurs, et que la mort arrivait lorsque des nerfs respirateurs étaient atteints par le poison.

Nous avons dit que M. Vulpian annonçait en 1856, à la Société de biologie, que, dans un grand nombre de cas, chez les vertébrés supérieurs empoisonnés par le curare, la mort survenait avant que la motricité nerveuse ait disparu, et que, par conséquent, le poison avait une action sur le système nerveux central. M. Pelikan signala aussi le même fait. Depuis lors, MM. Vulpian et P. Bert ont constaté à plusieurs reprises que les nerfs moteurs sont excitables à même dose d'électricité que dans l'état normal, quand les mouvements volontaires ont disparu. M. Bert a même cru voir, dans certains cas, la motricité des nerfs un peu augmentée.

M. Cl. Bernard, après avoir nié le fait, répéta lui-même les expériences de ces deux physiologistes et en vérifia l'exactitude. Pour expliquer alors cette conservation de l'excitabilité des nerfs, il admit que les racines antérieures des nerfs perdaient leur motricité bien avant les troncs nerveux, et que ceux-ci étaient comme *décrochés* de la moelle. C'est ce qui fait que, d'après lui, la volonté ne pourrait plus mettre en jeu l'excitabilité des nerfs moteurs, tandis que ceux-ci seraient encore directement excitables.

Mais M. Vulpian fit, en 1859, une expérience fondamentale qui réduit à néant l'hypothèse de M. Cl. Bernard : il curarisa un chien jusqu'à ce qu'il n'eût plus de mouvements volontaires ; puis, pratiquant la respiration artificielle, il constata d'abord la persistance des. mouvements réflexes : il mit à découvert une portion de la région lombaire de la moelle, et, excitant les racines antérieures du nerf sciatique, à chaque excitation il vit des contractions dans la patte correspondante.

La même expérience, faite sur un chat nouveau-né curarisé, après la disparition des réflexes, m'a donné le même résultat.

Du reste, la pratique de chaque jour, qui consiste à immobiliser des animaux pour des expériences physiologiques, montre bien que les mouvements volontaires disparaissent avant les

réflexes. Une grenouille à laquelle on a administré une faible
dose de curare n'exécute aucun mouvement, mais le moindre
attouchement détermine des mouvements réflexes.

Ainsi donc, chez les mammifères, la mort peut arriver, les
nerfs moteurs possédant encore leur excitabilité dans toute
leur étendue. Mais il n'en est pas toujours ainsi : lorsque la
dose de curare a été forte, pour les mammifères, et toujours
pour les grenouilles, il arrive un moment où une excitation
portée sur un nerf ne produit plus de contractions dans les
muscles, bien que ceux-ci soient excitables. Dans ce cas, quelle
est la partie du nerf qui a perdu ses propriétés ?

Kölliker a démontré que ce sont les extrémités périphériques
des nerfs qui sont tuées dans les muscles. Sur une grenouille,
on isole le nerf sciatique vers la partie inférieure de la cuisse ;
on passe au-dessous un fil avec lequel on lie le membre en entier
par-dessus la peau ; puis on introduit le curare sous la peau du
dos. Le nerf se trouve ainsi divisé en deux parties : l'une supérieure, soumise à l'action du poison, parce qu'elle est au milieu
de tissus empoisonnés ; l'autre périphérique, à l'abri de l'action
toxique.

Lorsque les mouvements volontaires et réflexes ont disparu
dans toute la grenouille et que les nerfs ne sont plus excitables, on voit que les mouvements réflexes sont encore possibles
dans la patte non empoisonnée, et que, quand il n'y a plus de
réflexes, le nerf est encore excitable dans toute son étendue ;
ce n'est qu'au bout d'une ou deux heures que la portion empoisonnée perd ses propriétés. Il est évident que, dans cette expérience, le tronc nerveux n'est pas atteint d'abord, et que ce
sont les extrémités périphériques du nerf qui perdent, les premières, leurs propriétés.

M. Cl. Bernard a voulu démontrer directement cette action du
curare sur les extrémités nerveuses, par une expérience facile
à faire et qui réussit parfaitement, mais qui n'est pas probante.

Deux gastrocnémiens de grenouille sont séparés, avec une assez longue portion du tronc nerveux qui s'y rend : on place l'un de ces muscles dans un verre de montre renfermant une solution de curare, le nerf restant en dehors. Au bout de quelque temps, en excitant tout le nerf, on n'obtient aucune contraction dans le muscle, tandis que celui-ci se contracte sous l'influence d'une excitation directe.

Dans un autre verre de montre, rempli d'une solution de curare, on place le tronc nerveux de l'autre préparation en laissant le muscle en dehors L'excitation galvanique, portée sur le nerf baigné dans le curare, détermine dans le muscle des contractions très-évidentes.

On peut seulement faire à cette expérience une sérieuse objection : quand on place, en effet, un muscle dans un grand nombre de solutions et même dans l'eau pure, on voit ses propriétés disparaître rapidement. Il se pourrait donc que, dans l'expérience précédente, le défaut d'action du nerf sur le muscle fût dû à un commencement d'altération du muscle. L'expérience de Kölliker est beaucoup plus démonstrative.

D'après M. Cl. Bernard, un nerf séparé des centres nerveux est plus vite empoisonné par le curare qu'un nerf encore en rapport avec ces centres. M. Vulpian fait observer, pour expliquer ce fait, que la section du nerf principal du membre amène une dilatation des vaisseaux, et partant une imbibition plus grande des extrémités nerveuses par le poison.

Les extrémités des nerfs moteurs sont donc atteintes par le curare avant les troncs. En est-il de même des nerfs sensitifs ? Fontana s'exprime ainsi à propos du ticunas (curare) : « Convulsions, faiblesse, perte totale des forces et du mouvement, sentiment diminué ou presque entièrement aboli, sont les symptômes les plus ordinaires que produise ce poison.» MM. Cl. Bernard et Kölliker ont, au contraire, démontré que la sensibilité persistait après la perte des mouvements chez les animaux empoisonnés par le curare. En préservant chez les grenouilles le train postérieur de l'empoisonnement, on peut, après la disparition de l'excitabilité des nerfs moteurs dans la partie antérieure, provoquer des mouvements réflexes dans les membres postérieurs, en pinçant la peau d'une partie empoisonnée.

Mais MM. Martin-Magron et Buisson firent remarquer, avec juste raison, que les expériences de MM. Cl. Bernard et Kölliker ne prouvaient pas l'intégrité des extrémités sensitives des nerfs.

Celles-ci pourraient être en effet inexcitables, et, les ramuscules et troncs nerveux restant intacts, en pinçant la peau on obtiendrait encore des phénomènes de sensibilité. Cette objection repose sur un fait remarqué par ces physiologistes. Si, peu après la disparition des mouvements dans la partie empoisonnée, on peut provoquer, en touchant légèrement cette partie, des réflexes dans les membres inférieurs, au bout de quelque temps un simple attouchement ne suffit plus, et il faut pincer fortement la peau pour amener des mouvements des pattes non empoisonnées. Ce fait, nous l'avons observé souvent nous-même, mais il ne prouve pas non plus que les extrémités des nerfs sensitifs soient paralysées. Cette diminution de la sensibilité peut être due, en effet, à l'empoisonnement des centres sensitifs ou réflexes. On pourrait aussi objecter que les réflexes sont plus difficiles à obtenir, parce que les nerfs des membres non empoisonnés, mais privés de sang, ont perdu en partie leurs propriétés. On ne sait donc pas encore si le curare exerce une action sur les nerfs sensitifs.

M. A. Moreau (1) a étudié l'action du curare sur les nerfs électriques. Il empoisonna une torpille par le curare : l'animal

(1) A. Moreau, *Action du curare sur la torpille*, *(Compt. rendus Soc. de biol.),* 1860.

cessa bientôt de nager, puis de respirer. A ce moment, il plaça sur le dos du poisson une grenouille dont le bulbe avait été préalablement coupé. En pinçant la torpille, il vit la grenouille faire un bond, tandis que la torpille ne bougeait pas. Il a constaté de plus que, si l'on venait à exciter directement les nerfs de la torpille, on n'obtenait aucun mouvement dans les muscles, mais que l'on avait des décharges électriques. Les nerfs électriques conserveraient donc leurs propriétés physiologiques plus longtemps que les nerfs moteurs.

M. Vulpian a montré, un des premiers, l'immunité relative des filets cardiaques du pneumogastrique et du grand sympathique chez les animaux soumis à l'action du curare, excepté chez la grenouille. On peut, en effet, chez un chien curarisé, arrêter les battements cardiaques et produire la dilatation de la pupille, en galvanisant le cordon cervical sympathique uni au nerf vague, lorsque les autres nerfs n'agissent plus sur les muscles. Le système vaso-moteur est donc le dernier atteint par le curare. En galvanisant le nerf sciatique chez un chien curarisé, on arrête l'hémorrhagie qui se fait par une plaie de la pulpe d'un des orteils, sans provoquer aucun mouvement de la patte. Les fibres vaso-constrictives ont donc conservé leurs propriétés. On peut aussi, chez des animaux curarisés, obtenir des phénomènes d'arrêt, dans le domaine du grand sympathique, lorsque les nerfs vagues n'ont plus aucune action sur le cœur. Ainsi, en excitant le nerf lingual, on voit la partie correspondante de la langue prendre une coloration rouge très-marquée, due à la dilatation des vaisseaux.

Cependant les nerfs vaso-moteurs n'échappent pas à l'action du curare. M. Cl. Bernard a constaté chez les animaux curarisés, et MM. Liouville et Voisin ont noté, chez l'homme, les mêmes symptômes : une élévation de température à la peau, la rougeur et la sécheresse du nez, des oreilles, etc.; en même temps du larmoiement, du ptyalisme, de la diurèse.

La dilatation des vaisseaux s'observe aussi directement sur les grenouilles et les têtards curarisés. M. Rouget (1) a vu chez les têtards immobilisés par le curare une diapédèse abondante des globules blancs. Depuis, M. Tarchanoff a constaté l'accumulation de la lymphe et des globules blancs dans les espaces lymphatiques des tissus, dans les sacs lymphatiques et dans les cavités séreuses, chez les grenouilles curarisées.

Les phénomènes de paralysie vaso-motrice s'observant peu de temps après le début de l'absorption du curare, alors que les nerfs vaso-moteurs sont encore excitables, sont probablement dus à une action du curare sur les centres vaso-moteurs; les extrémités des nerfs ne sont atteintes qu'en dernier lieu.

Le cœur est le dernier atteint par le curare; mais de fortes doses arrêtent ses battements assez rapidement.

D'après M. Cl. Bernard, les muscles conserveraient plus longtemps leur irritabilité chez un animal empoisonné que chez un animal décapité. Or, dans les expériences rapportées par ce physiologiste (*Leçons sur les substances toxiques et médicamenteuses*, pag. 377), le cœur continue à battre chez l'animal tant qu'on observe la contractilité musculaire, laquelle a déjà disparu dans les muscles privés de sang; par conséquent, la persistance de l'irritabilité musculaire peut bien tenir à la continuation de la circulation. Rosenthal a vu, au contraire, la contractilité musculaire disparaître assez rapidement. M. le professeur Rouget a constaté aussi le même fait plusieurs fois. J'ai fait à ce sujet quelques expériences qui ne m'ont pas donné un résultat bien net : j'ai pris deux grenouilles de même taille et j'ai empoisonné l'une par une assez forte dose de curare, et dès qu'elle fut en résolution complète, je fis la ligature du cœur. Je fis en même temps la même ligature sur l'autre grenouille, à qui j'enlevai le bulbe. Les deux grenouilles furent abandon-

(1) *Arch. de physiol.*, janvier 1875.

nées sous une cloche humide. La contractilité musculaire disparut en même temps chez les deux grenouilles ; elle persista cependant quelques heures de plus dans une des pattes postérieures de la grenouille curarisée, probablement parce qu'elle était plus rapprochée de l'éponge humide qui était sous la cloche. Sur une forte grenouille, j'isolai le nerf sciatique droit, et je fis la ligature des vaisseaux pour empêcher la circulation dans le membre correspondant, puis j'introduisis sous la peau du dos de l'animal une forte dose de curare. Cinq minutes après, l'animal étant déjà en résolution, je plaçai une ligature à la base du cœur et je disposai ma grenouille sur un appareil enregistreur, de manière à prendre le tracé des deux gastrocnémiens soumis à une série d'excitations régulières d'un courant d'induction, interrompu par un métronome. Au bout de peu de temps, les contractions du muscle empoisonné étaient beaucoup moins énergiques et beaucoup plus irrégulières que celles de l'autre muscle, mais je ne vis pas l'excitabilité disparaître plus tôt dans ce muscle que dans le muscle sain. Il résulterait donc de cette expérience que, si la durée de la contractilité n'est pas abrégée par le curare, son intensité est du moins diminuée.

Comme pour la strychnine, nous avons maintenant à considérer les causes qui peuvent modifier la marche de l'empoisonement par le curare.

Nous avons déjà dit que les doses très-faibles (0 gr. 000001 pour une grenouille) produisent une excitabilité de la moelle, qui se traduit pas des convulsions identiques à celles de la strychnine, puis la paralysie et un état de mort apparente. La circulation continuant d'une manière active, la respiration cutanée (il s'agit ici, bien entendu, des grenouilles) étant favorisée par la dilatation des vaisseaux périphériques, et le curare s'éliminant rapidement par l'urine, si l'animal est placé dans un endroit frais et humide, il revient au bout de quelque temps à l'état normal, comme cela s'observe avec la strychnine.

Mais MM. Martin-Magron et Vulpian ont démontré que ce qui différencie ce réveil, c'est qu'on n'observe jamais les convulsions, qui persistent pendant très-longtemps avec la strychnine. On remarque seulement que les mouvements réflexes reparaissent les premiers bien avant les mouvements volontaires. De fortes doses, au contraire, amènent rapidement la résolution la plus complète, avec paralysie des nerfs moteurs, et plus tard l'arrêt du cœur.

La respiration artificielle n'empêche pas les phénomènes toxiques de se produire, mais elle permet l'élimination du poison en entretenant la circulation. L'élévation de la température ambiante favorise la disparition des réflexes et de l'excitabilité des nerfs. Les grenouilles reviennent bien plus facilement à l'état normal en hiver qu'en été.

M. Cl. Bernard (1), pour démontrer l'indépendance complète du système nerveux et musculaire et l'action exclusive du curare sur les nerfs moteurs, invoque le fait suivant : si l'on place de jeunes embryons de poisson ayant encore leur vésicule ombilicale, dans une solution de curare, ils n'y sont nullement incommodés, tandis que des poissons adultes meurent en peu de temps. Cela tient, dit M. Cl. Bernard, à ce que, chez l'adulte, les nerfs des muscles de l'appareil brachial sont atteints et que l'animal meurt pas asphyxie. Les jeunes embryons continuent au contraire à nager, parce qu'ils n'ont qu'une respiration cutanée et parce que, chez eux, l'appareil musculaire jouit d'un pouvoir de contraction tout spécial, et qui ne dépend pas d'une manière aussi immédiate des nerfs moteurs.

Or M. Vulpian (2), dès 1858, démontra que telle n'est pas la

(1) Bernard, *Leçons de pathologie expérimentale.*
(2) Vulpian, *Note sur l'effet de diverses substances toxiques sur les embryons de grenouille. (Compt. rend. Soc. biol.*, 1858.)

cause de l'inactivité du curare sur les jeunes embryons. Cet éminent physiologiste a placé des larves de *Rana temporaria* et de tritons, qu'il retirait de leur sphère transparente dans des solutions assez concentrées de curare : les têtards y ont vécu pendant longtemps et se sont accrus ; l'empoisonnement n'a commencé qu'au moment où la résorption des branchies extérieures s'achevait.

Des têtards beaucoup plus avancés en développement s'empoisonnèrent, au contraire, en moins d'une heure et demie. M. Vulpian s'est alors demandé si le curare était absorbé par les jeunes têtards, ou bien si son innocuité tenait au défaut de développement du système nerveux de ces animaux, comme le croit M. Cl. Bernard (1).

L'expérience lui a montré que la première hypothèse était la seule vraie. Vient-on, en effet, à faire une petite plaie à la queue de ces jeunes larves, qui peuvent rester plusieurs jours impunément dans une solution de curare, l'empoisonnement est complet en une demi-heure.

J'ai répété les expériences de M. Vulpian, et elles m'ont donné des résultats identiques. Il est facile, du reste, de se rendre compte de ce défaut d'apsortion du curare par les jeunes embryons. Pendant les premiers temps qui suivent leur éclosion, l'épithélium qui les recouvre et tous leurs tissus sont remplis de

(1) D'après des recherches encore inédites, mais en cours de publication, M. le professeur Rouget a vu que le système nerveux central et périphérique est complétement développé dès les premiers instants de l'éclosion, chez les larves de grenouille et de triton. Du reste, ce qui prouve aussi que c'est à un défaut d'absorption que le curare doit sont innocuité pour les têtards, c'est que d'autres subtances, qui agissent également sur le système nerveux, comme l'éther, la nicotine, etc., empoisonnent très-rapidement les jeunes embryons. Cela tient probablement à ce que ces substances sont plus facilement absorbées.

granulations vitellines, qui se résorbent peu à peu. C'est grâce à ces granulations et à la masse vitelline abdominale, que ces têtards peuvent se développer jusqu'à un certain moment dans de l'eau pure, sans rien emprunter au monde extérieur.

En résumé, on voit que le curare a une action analogue à celle de la strychnine.

Nous distinguerons deux périodes dans l'empoisonnement par le curare :

1° Le curare agit sur les centres nerveux encéphalo-rachidiens. Les cellules nerveuses de l'encéphale sont d'abord impressionnées (vertiges, perte des mouvements volontaires) ; le bulbe est ensuite atteint (arrêt de la respiration) ; enfin son action se porte sur la moelle (convulsions, perte des réflexes), puis sur le grand sympathique (dilatation des vaisseaux et ses conséquences).

2° Le curare agit sur la terminaison des nerfs moteurs (probablement sur les plaques terminales de M. Rouget), puis sur les troncs nerveux.

La sensibilité paraît rester intacte.

Il faudrait placer à côté du curare les sels d'ammoniums quaternaires et les dérivés alcooliques des alcaloïdes.

Il résulte, en effet, des recherches de MM. Crum Brown, Th. Fraser, Cahours et Jolyet, Vulpian, Pélissard et Rabuteau, que les iodures de tétraméthylammonium, de tétramylammonium, de tétréthylphosphonium, etc., et les sels d'éthyl, de méthyl, d'amylstrychnine, morphine, conicine, etc., abolissent très-rapidement, comme le curare, les propriétés des nerfs moteurs, en laissant intactes la sensibilité et la contractilité musculaire.

Ces poisons agissent aussi sur les centres nerveux, car ils produisent des convulsions au début, et, chez les grenouilles, dans les parties préservées de l'influence toxique par arrêt de la circulation.

NICOTINE

La nicotine, alcaloïde du tabac, découverte par Vauquelin en 1809, est un des poisons les plus violents que l'on connaisse : quelques gouttes, tombant sur la cornée ou la langue d'un animal, le tuent presque instantanément.

En 1851, van der Broeck, après avoir fait un grand nombre d'expériences sur des animaux appartenant aux quatre classes de vertébrés, arrivait à cette conclusion que la nicotine agit essentiellement sur les centres nerveux, dont elle paralyse les fonctions.

Orfila établit également son action sur le système nerveux et signale, en outre, son action particulière sur la respiration.

M. Cl. Bernard, dans ses *Leçons sur les substances toxiques et médicamenteuses,* admet que la nicotine agit sur les nerfs, les muscles, mais surtout sur le système vasculaire. « Il semble, dit-il, que la nicotine agisse sur le système nerveux organique de la même façon que la strychnine agit sur le système nerveux animal. »

Examinant en effet, au microscope, la membrane interdigitale d'une grenouille sous la peau de laquelle il avait injecté de la nicotine, il vit les vaisseaux se rétrécir de manière à se vider complétement. Cette action sur le système artériel capillaire pourrait expliquer, d'après ce physiologiste, l'espèce de tremblement qu'on voit dans les muscles ; tremblement ou frémissement qui se produit quelquefois quand, par une ligature, on empêche le sang d'arriver dans un muscle.

Nous verrons bientôt que cette explication est tout à fait inadmissible, attendu qu'elle repose sur des faits inexacts.

C'est M. Vulpian (1) qui, le premier, a analysé avec soin, et établi d'une manière définitive, l'action de la nicotine.

Cet éminent physiologiste, en empoisonnant des grenouilles par de faibles doses de ce poison, a pu amener ces animaux dans un état tout à fait semblable à celui que détermine le curare.

Après une période de tremblement musculaire et d'hyperesthésie cutanée, il a vu les grenouilles offrir une résolution complète de tous les muscles : les nerfs moteurs ayant perdu en apparence toute motricité ; les muscles ayant, au contraire, conservé leur irritabilité. Ces grenouilles revenaient au bout de quelque temps à l'état normal.

De plus, M. Vulpian ayant préparé une grenouille de façon à empêcher la circulation dans les membres postérieurs, tout en laissant les nerfs sciatiques en dehors de la ligature, a vu les tremblements musculaires se produire dans le membre préservé de l'action du poison, et il a constaté que la sensibilité était conservée dans la partie empoisonnée.

Les cas dans lesquels on a observé une perte rapide de la contractilité musculaire sont exceptionnels : cet effet est dû à une dose trop forte de poison. Avec des doses toxiques suffisantes, on observe tout d'abord un état convulsif tout spécial, caractérisé par des contractions irrégulières, disséminées, de tout le système musculaire. Après la période d'agitation vient une période de calme, pendant laquelle l'animal a l'attitude normale, mais demeure parfaitement immobile, et ne cherche pas à se sauver quand on veut le prendre. La respiration est complétement arrêtée, et c'est un des premiers symptômes observés. Cette perte des mouvements volontaires et respiratoires montre que l'encéphale et la moelle allongée sont atteints; mais en même temps les réflexes sont conservés, et le moindre contact

(1) Vulpian, *Compt. rend. Soc. de biologie*, 1859.

d'une partie quelconque de l'animal détermine un mouvement, souvent même un saut énergique. Du reste, les premiers symptômes de l'intoxication par la nicotine, chez l'homme, prouvent bien que cette substance atteint tout d'abord les centres encéphaliques. Tous ceux qui fument pour la première fois, ou qui, sans être habitués au tabac, en font par hasard usage, sont pris de vertige, de nausées, de malaise général et d'une torpeur particulière qui fait que l'on ne peut exécuter aucun mouvement.

La nicotine s'éliminant très-rapidement, si la dose a été très-faible, l'empoisonnement pourra ne pas dépasser cette seconde période de calme ; si la dose est au contraire plus forte, la grenouille présente cette paralysie complète, avec résolution musculaire, signalée par M. Vulpian.

Chez les animaux supérieurs, une forte dose de nicotine amène la mort presque instantanément, au milieu de violentes convulsions. Si la dose est plus faible, l'animal titube; sa respiration s'accélère, devient abdominale et très-pénible ; les pulsations du cœur augmentent de nombre et d'énergie. Mais ces phénomènes disparaissent lorsqu'on coupe les pneumogastriques, ce qui prouve bien qu'ils sont dus à une action sur les centres nerveux. On observe aussi presque toujours des vomissements.

Outre l'influence que la nicotine exerce sur le cœur par le pneumogastrique, ce poison a encore une action directe sur le cœur. M.-Rouget (1) a montré que, chez les grenouilles, les battements cardiaques persistent encore longtemps après que toute trace d'irritabilité a disparu dans les muscles locomoteurs. Lorsque les battements sont devenus plus faibles et plus rares, l'action directe de la nicotine sur le cœur les ranime instantanément; l'énergie des contractions musculaires est d'abord

(1) Rouget, *Observations relatives à l'action de la nicotine sur le cœur.* (*Compt. rend. de la Soc. de biologie*, 1857.)

manifestement augmentée ; puis ces contractions deviennent permanentes et les battements s'arrêtent, le ventricule restant dans un état de convulsion tonique qui efface complétement sa cavité. Des cœurs d'oiseau, de mammifère, empoisonnés par le chloroforme, complétement inexcitables par la piqûre ou un courant galvanique, se contractent spontanément au contact d'une goutte d'une solution de nicotine.

Nous avons déjà dit que M. Cl. Bernard considérait la nicotine comme ayant une influence vaso-constrictive considérable ; cette opinion, soutenue aussi par quelques autres physiologistes, a été émise encore dernièrement par MM. Basch et Oser (1). Or déjà, en 1859, M. Vulpian, en répétant l'expérience de M. Cl. Bernard, avait bien vu la circulation s'arrêter pendant la période de convulsions, mais les vaisseaux n'étaient nullement contractés ; ils étaient au contraire pleins de sang. Tout récemment, ce même physiologiste a vu la pression sanguine intra-artérielle baisser sous l'influence de la nicotine, et il observa la congestion des muqueuses chez les chiens et les grenouilles.

J'ai fait moi-même un certain nombre d'expériences sur des grenouilles et des têtards, pour voir quelle était l'action de la nicotine sur les vaisseaux.

De gros têtards de *cultripe*, plongés pendant deux ou trois minutes dans une solution très-faible de nicotine (trois gouttes de nicotine dans un litre d'eau), après avoir eu quelques mouvements très-vifs, deviennent parfaitement immobiles et insensibles, comme s'ils avaient été éthérisés ou curarisés. Ils demeurent dans cet état cinq, quinze, vingt minutes, suivant le temps pendant lequel ils ont été soumis à l'action de la nicotine, puis ils reviennent généralement à l'état normal. Si l'on examine, à l'aide du microscope, ces têtards ainsi endor-

(1) Basch et Oser, *Stricker's mediz. Jarhbücher*, 1872.

mis par la nicotine, on voit que la circulation est des plus actives, et les vaisseaux, loin d'être resserrés, paraissent au contraire dilatés. Lorsque la dose de nicotine est trop forte et qu'elle amène la mort de l'animal, on voit la circulation se ralentir; les globules s'accumulent dans certains vaisseaux, tandis que d'autres restent vides de sang, tout en conservant leur calibre, et, lorsque la circulation est complétement arrêtée, la plupart des vaisseaux sont gorgés de sang. J'ai observé le même phénomène dans la membrane interdigitale d'une grenouille, que j'ai amenée à l'état de résolution sans avoir eu de convulsions, en lui administrant successivement de faibles doses de nicotine.

Il est donc probable que le resserrement des vaisseaux, observé par M. Cl. Bernard dans la première période de l'intoxication nicotinique, est dû à la compression des artères par les muscles au moment des convulsions, et il est impossible d'admettre que ces convulsions soient causées par l'anémie des muscles. Les convulsions et les mouvements fibrillaires des muscles sont produits par l'action de la nicotine sur le système nerveux. Vient-on, en effet, à couper les nerfs qui se rendent à un membre, on n'observe absolument rien dans les muscles de ce membre. C'est ce que montre l'expérience suivante :

Expérience. Grenouille verte. — Le nerf sciatique droit est coupé, et une ligature, passée au-dessous du nerf sciatique gauche, embrasse toutes les parties molles de la cuisse, pour interrompre la circulation dans le membre.

4 h. 56. — Injection sous la peau du dos d'une solution de nicotine : immédiatement la respiration est arrêtée ; l'animal contracte les membres antérieurs et il est pris d'opisthotonos.

5 h. — Convulsions dans les muscles, excepté dans le gastrocnémien droit, dont le nerf est coupé.

5 h. 7. — Convulsions cloniques dans la patte non empoisonnée. Rien dans les autres parties du corps. Ces convulsions durent dix minutes.

5 h. 25. — Il n'y a plus de mouvements réflexes ; le cœur bat encore régulièrement, mais très-faiblement.

6 h. — Les nerfs sont à peine excitables ; les muscles le sont beaucoup plus.

Enfin j'ai constaté qu'en plongeant des grenouilles dans la solution très-faible dont je me servais pour endormir les têtards, après une période d'excitation de très-courte durée, ces animaux restaient immobiles dans leur attitude normale, sans présenter aucun mouvement fibrillaire dans les muscles. La respiration était complétement arrêtée ; mais il suffisait de toucher la grenouille pour qu'elle fit un ou plusieurs sauts énergiques, suivis de quelques mouvements respiratoires réflexes. Le cœur battait rapidement et fortement, et, au bout de quelques heures, les mouvements respiratoires et volontaires reparaissaient.

ÉSÉRINE

L'ésérine, alcaloïde retiré de la fève de Calabar, semence du *Physostigma venenosum*, a été obtenue à l'état cristallin, en 1865, par M. Vée. Les propriétés de la fève de Calabar furent étudiées pour la première fois par Christison (1), en 1854, puis par Balfour (2) ; mais c'est M. Th.-R. Fraser, en 1862, puis en 1868, qui a fait connaître le mieux l'action physiologique de la fève de Calabar. Nous reproduisons ici les conclusions de son dernier travail.

(1) Christison, *Edinburgh Monthly Journ of med. science*, 1855.
(2) Balfour, *Trans. of the R. Soc. of Edinburgh*, 1860.

Une forte dose, chez les mammifères et les oiseaux, affecte et arrête rapidement les battements du cœur et les mouvements respiratoires ; chez une grenouille, elle atteint rapidement la moelle et le cœur et n'affecte que lentement les nerfs moteurs.

Une dose moyenne amène la mort chez les mammifères et les oiseaux, par asphyxie ; chez les grenouilles, elle affaiblit d'abord les fonctions de la moelle, arrête la respiration et fait disparaître l'excitabilité des nerfs moteurs en peu de temps.

Une petite dose produit les mêmes effets qu'une dose moyenne chez les grenouilles ; mais, tandis que les nerfs moteurs seraient paralysés, les nerfs sensitifs seraient, au contraire, hyperesthésiés.

Les nerfs volontaires ne sont pas affectés chez les grenouilles et restent pendant longtemps excitables. Chez les mammifères et les oiseaux, on observe des contractions fibrillaires persistant après la mort.

Le ralentissement et l'arrêt du cœur se produisent après la section des pneumogastriques et la destruction de la moelle. Les nerfs sympathiques cervicaux sont paralysés chez le lapin ; et, en examinant la circulation chez les grenouilles, on voit qu'à une contraction de peu de durée succède une dilatation rapide et permanente des vaisseaux. La pupille est resserrée ; mais, si la dose est faible, elle peut être ensuite dilatée.

La fève de Calabar agit comme excitant sur le système de sécrétion.

Enfin M. Fraser a constaté que la respiration artificielle n'empêche pas la mort chez les mammifères ; celle-ci est le résultat nécessaire de l'action du poison sur les systèmes cérébrospinal et sympathique (1).

M. A. Vée, dans sa thèse inaugurale, dit que la fève de Ca-

(1) Fraser, *Edinburgh Med. Journal*, 1863.

labar et son alcaloïde, l'ésérine, injectés dans le tissu cellulaire des animaux, produisent d'abord la perte des mouvements volontaires, un effet cathartique, de la résolution musculaire alternant avec des mouvements convulsifs dans les muscles des membres et du tronc, le ralentissement de la circulation, une gêne extrême de la respiration, qui se termine par la mort. La contraction de la pupille n'est pas constante ; à l'autopsie, on trouve les poumons exsangues, le cœur en diastole et plus ou moins rempli de sang noir.

Les voyageurs ont été aussi témoins d'empoisonnement chez l'homme par la fève du *Physostigma venenosum*, dont les naturels du Calabar font usage comme poison d'épreuve. Les symptômes consistent en une paralysie graduelle des muscles soumis à l'empire de la volonté : le patient a le regard stupide ; ses muscles cessent d'obéir à sa volonté ; sa démarche est celle de l'ivresse ; sa respiration devient laborieuse ; son pouls est petit, son corps se refroidit et se couvre d'une sueur froide ; enfin il s'affaisse complétement et meurt sans grandes souffrances apparentes. Lorsque, par hasard, il vient à être pris d'un dévoiement ou de vomissements, cette circonstance, dans la plupart des cas, lui sauve la vie. (J. HARLEY.)

Les expériences que j'ai faites avec l'ésérine sont peu nombreuses, mais elles confirment les résultats obtenus par MM. Fraser et Vée.

Expérience. Grenouille verte.— Patte gauche liée, nerf en dehors.

2 h. 34. — Injection sous la peau du dos de 0ᵍ,001 d'éserine.

2 h. 55. — La respiration est très-ralentie ; la grenouille reste immobile. Elle ferme les yeux et fait de fréquentes déglutitions.

2 h. 57. — Elle se déplace spontanément.

3 h.— Arrêt de la respiration. La grenouille, mise sur le dos, se retourne encore au bout de quelque temps.

3 h. 25. — La grenouille cherche à se déplacer, mais elle ne le peut ; elle exécute quelques légers mouvements des membres.

3 h. 45. — Immobilité complète de l'animal ; réflexes conservés.
5 h. — Perte des réflexes. Les nerfs sont excitables. Le cœur bat
régulièrement, mais faiblement.

Avec de faibles doses d'ésérine, j'ai vu des convulsions tétaniques apparaître avec la persistance des mouvements volontaires. La grenouille pouvait encore sauter; mais, après le saut,
les pattes restaient étendues et étaient le siége de convulsions.
M. Laschkewich (1) a montré que les nerfs moteurs restaient
excitables après la perte des mouvements réflexes, et que des
mouvements fibrillaires pouvaient encore à ce moment s'observer dans les muscles. On observe aussi ces mouvements
quand le nerf d'un membre a été coupé. D'un autre côté, en
prenant le tracé de la contraction musculaire sur des grenouilles
calabarisées, j'ai vu qu'au début de l'empoisonnement les contractions étaient plus énergiques qu'à l'ordinaire, et que, quelque temps après, elles présentaient un peu le caractère de
celles que l'on observe chez les animaux vératrinés, c'est-à-
dire que le muscle reste contracté quelque temps et ne revient
que lentement à l'état de repos. L'ésérine paraît donc avoir
une action sur les muscles.

L'ésérine est considérée comme ayant une action vaso-dilata-
trice très-marquée ; le resserrement de la pupille en est une
preuve.

Mais cette action n'est pas constante, comme nous l'avons
déjà vu. De plus, les expériences de Bezold et Gœtz ont montré que les vaisseaux étaient d'abord resserrés, et qu'ils ne se
dilataient que vers la fin de l'empoisonnement. L'action de
l'ésérine sur les vaso-moteurs n'est donc pas encore établie
d'une manière satisfaisante.

MM. Arstein, Sustschinsky etVulpian, ont constaté que cette

(1) *Archiv. von Virchow*, 1866.

substance a la propriété de rendre aux fibres modératrices des nerfs vagues, paralysées par l'atropine, leur action sur le cœur. MM. Heidenhain et Vulpian ont aussi démontré que l'ésérine peut rendre à la corde du tympan l'influence excito-sécrétoire que l'atropine lui a fait perdre. Ces faits tendraient à établir un véritable antagonisme entre la belladone et la fève de Calabar.

En somme, l'ésérine est un poison du système nerveux. Elle excite d'abord légèrement l'axe cérébro-spinal, pour le paralyser ensuite et diminuer son pouvoir réflexe. La sensibilité, conservée au début de l'intoxication, est ensuite atteinte. Les nerfs conservent longtemps leurs propriétés. L'irritabilité musculaire, d'abord exagérée, est ensuite modifiée d'une manière particulière et diminuée. Elle ralentit et arrête les mouvements respiratoires et cardiaques.

CONICINE

Les propriétés toxiques de la ciguë sont connues depuis la plus haute antiquité : Socrate et Phocion furent condamnés à boire la ciguë; Hippocrate, Galien l'employaient comme médicament. La conicine ou cicutine, qui nous intéresse plus particulièrement, entrevue par Brandes, ne fut isolée qu'en 1820 par Giesecke. Ses propriétés physiologiques ont été étudiées par un grand nombre d'expérimentateurs, qui sont arrivés à des conclusions différentes quant à son mode d'action.

Orfila (1) pense que l'action de la ciguë est localisée sur le

(1) Orfila, *Ann. d'hygiène publ. et de méd. légale,* t. XVLVI, 1851, — *Traité de toxicologie,* 5ᵉ édition, 1852.

centre encéphalo-rachidien, où elle donne lieu à des paralysies, à des convulsions intermittentes. Eacle et Wight, en 1845, expérimentant la ciguë sur eux-mêmes, éprouvèrent une sorte de courbature, des vertiges, des défaillances et un fourmillement désagréable à la peau, ainsi qu'un affaiblissement des organes des sens.

Julius Nega (1), d'après des expériences entreprises sur lui-même, des malades et des animaux, admet que la conicine à fortes doses agit sur l'encéphale en affaiblissant l'excitation cérébrale causée par les impressions sensorielles. D'après lui, la conicine aurait aussi une action primitive sur la moelle épinière et occasionnerait une paralysie du mouvement, mais sans douleur ni perte de sensibilité.

En 1853, Albers (de Bonn) fait des expériences sur des grenouilles, des lapins, et conclut que la rapidité avec laquelle se produisent les accidents nerveux qui s'observent après l'absorption de la cicutine (paralysie des mouvements volontaires, convulsions cloniques), semblent indiquer une action directe de cet alcaloïde sur le cerveau ; le cœur ne serait pas influencé.

Kölliker (1856) considère la conicine comme ayant une action analogue à celle du curare, paralysant avant tout les nerfs moteurs et respectant le cœur et les muscles. La même année, Léonides (de Praag) arrive aux conclusions suivantes : la conicine amène un léger degré de paralysie générale du système des muscles soumis à la volonté, avec contractions passagères de ces muscles, surtout des fléchisseurs. La circulation est irrégulière, la mort arrive par paralysie de la moelle. Les expériences de Funke, de Guttmann, de Pélissart, de Jolyet et André Cahours, viennent confirmer les résultats de Kölliker.

M. Cazaubon, qui a fait en 1868 un travail important sur la

(1) Nega, *das Coniin. Schmidt's Jarhbücher*, t. LXVI.

conicine, admet que cet alcaloïde est un poison paralysant du système nerveux, mais il le range parmi les modificateurs du sang.

Enfin MM. Martin-Damourette et Pelvet (1), à la suite de nouvelles expériences, sont arrivés aux conclusions suivantes, que nous empruntons à leur important travail :

La cicutine exerce une action locale énergique sur les éléments anatomiques, hématies, éléments nerveux et musculaires, épithéliums, dont elle altère profondément la structure.

L'excitabilité des centres nerveux est peu influencée par les faibles doses toxiques, puisqu'elles ne provoquent pas de convulsions au début, que les mouvements volontaires et réflexes persistent jusqu'à la fin dans une partie préservée de l'intoxication chez la grenouille, et que les animaux à sang chaud succombent sans altération marquée des facultés intellectuelles et instinctives. Avec de fortes doses, il existe une surexcitabilité non douteuse des centres moteurs, traduite par des convulsions tétaniques et des tremblements convulsifs, très-apparente au début, masquée un peu plus tard par la paralysie des extrémités motrices des nerfs, enfin donnant lieu, chez les oiseaux, aux tremblements convulsifs de retour (au moment où les nerfs moteurs recouvrent leur conductibilité, par suite de l'élimination du poison).

Les nerfs moteurs subissent peut-être une légère excitation au début avec les fortes doses; mais le seul phénomène important qu'ils présentent est une parésie, et finalement une paralysie, qui est la caractéristique la plus apparente du cicutisme. Les nerfs sensitifs sont beaucoup moins atteints que les nerfs moteurs. Ce sont les extrémités terminales des nerfs moteurs qui paraissent seules atteintes d'abord, puis les tubes nerveux

(1) *Bull. gén. de thérap.*, tom. XXIX, 1870.

6

moteurs et sensitifs peuvent perdre leur excitabilité. Les nerfs des muscles lisses sont atteints les derniers.

L'élément musculaire est beaucoup moins influencé que l'élément nerveux par la diffusion de la cicutine. Il est possible qu'il soit excité au début; mais cette excitation peut être négligée comme étant très-faible et de courte durée, tandis que l'amyosthénie qui se produit ensuite à un certain degré vient concourir, avec l'acinésie, pour amener la solution du spasme.

La pupille, contractée au début, est plus tard dilatée. Les troubles de l'accommodation sont un des symptômes les plus constants du cicutisme.

Les mouvements respiratoires subissent la double alternative de tous les autres: accélérés à la période de spasme où les nerfs moteurs obéissent à la surexcitabilité du centre bulbo-spinal, ils se ralentissent dès que les extrémités motrices sont parésiées, et un peu plus tard ils s'arrêtent et marquent l'instant précis de la mort des animaux à sang chaud, comme le prouvent la persistance des mouvements du cœur et la nature des lésions cadavériques.

Au début du cicutisme, on observe des palpitations, puis l'accélération des battements du cœur. En même temps il y a contraction des capillaires, ce qui augmente la tension du sang. Alors les battements du cœur s'affaiblissent et se ralentissent, puis deviennent intermittents.

Des vomissements, des mictions fréquentes accompagnent les convulsions générales ; dans la seconde période, au contraire, les muscles lisses des organes digestifs et urinaires se relâchent.

Enfin MM. Martin-Damourette et Pelvet attirent l'attention sur un fait déjà signalé par M. Cazaubon : c'est l'altération du sang produite par la cicutine. Les hématies sont détruites par le contact de la cicutine; le sang est d'aspect noir, fluide et plus ou moins huileux.

Voici ce que j'ai moi-même observé sur des animaux empoisonnés par la cicutine :

Expérience. Grenouille verte. — Le train postérieur est séparé par
une ligature; les nerfs lombaires restent libres.

1 h. 20. On injecte sous la peau du dos un $\frac{1}{2}$ c. c. d'une dissolution
assez faible de cicutine. La respiration s'arrête immédiatement après
l'injection, puis elle reprend d'une manière régulière.

1 h. 40.- Respiration irrégulière. La grenouille, mise sur le dos, se
retourne lentement.

1 h. 55. — Les mouvements respiratoires se ralentissent. Les mouvements volontaires sont lents et peu étendus.

2 h. 10. — Même état. L'animal se déplace spontanément ; les mouvements respiratoires sont très-faibles.

3 h. — Les mouvements respiratoires et volontaires ont disparu.
Les réflexes sont assez énergiques.

3 h. 30. — Les mouvements réflexes sont très-peu marqués dans les
membres antérieurs, très-énergiques au contraire dans les membres
postérieurs.

4 h. — Les nerfs et les muscles des membres antérieurs et du tronc
sont à peine excitables. Ceux des membres inférieurs le sont beaucoup. On obtient encore des réflexes dans le train postérieur seulement, en touchant le tronc avec de l'eau acidulée.

Cet état persiste jusqu'au soir. La grenouille est trouvée morte le
lendemain. Les muscles des membres inférieurs sont seuls excitables.

Expérience. Grenouille. — Le nerf sciatique gauche est isolé, et une
ligature placée vers la région moyenne de la cuisse.

3 h. 16. — Une goutte de cicutine pure est placée dans une plaie
faite à la région dorsale : la grenouille se débat un instant, puis reste
immobile.

3 h. 25. — Torpeur. Perte des mouvements volontaires. L'animal
garde la position qu'on lui donne ; un simple attouchement produit
des réflexes. La respiration est très-ralentie.

3 h. 35. — Les mouvements réflexes s'obtiennent très-difficilement
et sont très-peu marqués.

4 h. —Les nerfs ne sont plus excitables, excepté le sciatique gauche,
qui l'est dans toute son étendue.

4 h. 30. — Rigidité musculaire, excepté dans l'appareil hyoïdien et le gastrocnémien gauche. Le cœur est encore excitable.

Expérience. Grenouille verte préparée comme dans l'expérience précédente.

2 h. 45. — Injection, sous la peau du dos, de 1 c. c. d'une solution faible de cicutine. Légère période d'excitation.

2 h. 50. — La respiration est irrégulière ; la grenouille ouvre largement la bouche de temps en temps. Torpeur. L'animal ne cherche pas à se sauver quand on approche la main pour le prendre.

2 h. 55. — Mise sur le dos, la grenouille exécute quelques mouvements, mais elle ne peut se retourner.

2 h. 57. — Perte des mouvements volontaires. L'examen de la membrane interdigitale montre que la circulation continue d'une manière normale. Réflexes énergiques. La respiration continue d'une manière lente et irrégulière.

3 h. — L'animal reste immobile et les yeux fermés; de temps en temps il fait une forte inspiration, qui amène de légers mouvements dans les membres.

3 h. 10. — Légères convulsions dans les membres postérieurs si on pince l'animal, ou à la suite d'une forte inspiration. Celles-ci deviennent de plus en plus rares.

3 h. 20. — Réflexes très-faibles. Arrêt de la respiration.

4 h. 10. — Disparition des réflexes. Les nerfs sont excitables directement ; le cœur bat régulièrement.

4 h. 55. — Les nerfs ne sont plus excitables, excepté le nerf sciatique gauche, dans la partie qui est libre ; la partie empoisonnée ne l'est plus. Les muscles sont excitables; le cœur bat régulièrement. J'ouvre le cœur pour examiner le sang : les globules sont tout à fait normaux; en mettant une goutte d'une solution assez forte de conicine en contact avec ces globules, on voit le noyau devenir plus apparent et leur forme s'altérer. Ils deviennent globuleux; quelques-uns sont irréguliers.

Expérience. Jeune chien de cinq jours. — 1 h. 10. Injection de deux gouttes de conicine sous la peau de l'abdomen.

1 h. 55. — L'animal est engourdi ; si on le touche, il cherche à se déplacer, mais il n'exécute que de faibles mouvements. Titubation.

1 h. 57. — Il s'agite sur place; ses cris sont très-faibles.

2 h. 12. — Mouvements volontaires nuls depuis quelque temps. Réflexes conservés. La respiration est arrêtée. Fortes inspirations convulsives de temps en temps. Le cœur bat régulièrement.

3 h. — Perte des réflexes. Les nerfs, les muscles et le cœur, sont encore excitables.

Ainsi donc, torpeur, perte des mouvements volontaires et respiratoires, quelquefois des convulsions, puis disparition des réflexes : tels sont les premiers symptômes que l'on observe dans l'empoisonnement par la cicutine. La mort survient alors chez les animaux supérieurs par asphyxie.

Chez les grenouilles, la circulation continuant, les nerfs moteurs sont atteints par leurs extrémités comme par le curare, puis par leur tronc. Les muscles perdent assez vite leur contractilité, et le cœur s'arrête en diastole. Le sang ne présente aucune altération apparente.

Nous avons étudié jusqu'à présent des substances dont l'action principale ne porte que sur le système nerveux; nous allons passer maintenant en revue les poisons qui, outre cette action sur les centres nerveux et les nerfs, atteignent aussi rapidement les muscles et le cœur. Déjà nous avons vu que l'ésérine et la cicutine avaient une influence marquée sur les muscles.

CAFÉINE

La caféine, découverte en 1820 par Runge, est le principe actif du café. Employée souvent comme agent médicamenteux dans plusieurs affections, on ne s'est jamais rendu un compte exact de sa véritable action.

Albers (1), qui a étudié cet alcaloïde un des premiers, a vu qu'il produisait un état tétanique plus marqué que celui de la strychnine, et agissait sur le système musculaire périphérique et le cœur.

Selon Lehmau et Frœlich, la caféine accroîtrait l'activité du système nerveux et vasculaire, et ralentirait le mouvement de décomposition des éléments organiques.

M. Leven, en 1868, a publié dans les *Archives de physiologie* un travail sur la caféine, duquel il tire les conclusions suivantes : « La caféine agit directement sur le cœur dans la première période d'absorption ; la circulation et la respiration sont améliorées, le pouls est plus fréquent et plus tendu, les sécrétions sont accélérées ; l'appareil nerveux central, le cerveau et la moelle, sont irrités. Les muscles de la vie animale sont le siége de tremblements et de contractures généralisées. Les fibres de la vie organique se contractent également. Dans la deuxième période, le cœur se ralentit, le système nerveux et musculaire se fatigue. »

On voit combien sont vagues ces conclusions et combien peu elles précisent l'action de la caféine.

Tout récemment, M. Bennett (2), après avoir établi par des expériences que la caféine, la théine, la cocaïne, la guaranéine et la théobromine, sont des substances identiques au point de vue de leur action physiologique, a trouvé que ces cinq substances sont des poisons actifs, affectant les systèmes nerveux, respiratoire, circulatoire, vaso-moteur et glandulaire.

A petites doses, elles produisent de l'excitation cérébrale et une anesthésie incomplète ; à fortes doses, de l'excitation cérébrale, une anesthésie complète, des convulsions tétaniques et la mort.

(1) Voy. *Bulletin de thérapeutique,* 1853
(2) Bennett, *Brit. Med. Journ.*, 18 avril 1874.

Les faisceaux postérieurs de la moelle, ainsi que la sensibilité périphérique, seraient paralysés, tandis que les faisceaux
antérieurs et les nerfs moteurs ne le sont pas.

Habituellement on observe des convulsions cloniques, et
quelquefois des convulsions tétaniques pouvant aller jusqu'à
l'opisthotonos.

Les muscles conservent leurs propriétés. La respiration, en-
travée d'abord, finit par s'arrêter ; les contractions du cœur,
augmentées au début, s'affaiblissent ensuite ; les petits vaisseaux, d'abord contractés, se dilatent ; on observe enfin une
contraction de la pupille et une sécrétion salivaire abondante.

Voici, d'un autre côté, les expériences que j'ai faites sur des
grenouilles avec du citrate de caféine :

Expérience. Rainette. — 9 h. 7. — Injection sous-cutanée de 0 gr. 01
de citrate de caféine : légère excitation immédiatement après l'injection.

9 h. 10. — Ralentissement de la respiration.

9 h. 11. — La rainette cherche à sauter : les pattes postérieures
restent étendues et la respiration s'arrête.

9 h. 12. — Réflexes peu énergiques. Injection rouge de la peau des
cuisses et de l'abdomen : les membres postérieurs restent fléchis et
sont ramenés sous l'animal. Immobilité absolue. Pas trace de convulsions.

9 h. 16. — Injection de la peau de plus en plus marquée. Un choc
sur la plaque de liége qui porte l'animal suffit pour produire des mouvements convulsifs dans tous les membres. Le cœur bat faiblement.

9 h. 25. — Les muscles commencent à devenir rigides. Les nerfs
sont encore excitables ; les mouvements du cœur sont à peine visibles.

10 h. 15. — Les muscles sont très-difficilement excitables.

11. h. — Muscles en rigidité, cœur inexcitable.

Expérience. Grenouille. — Ligature de la patte postérieure gauche,
le nerf excepté. — 4 h. 15. Injection de 0 gr. 01 de citrate de caféine :
excitation très-marquée : l'animal exécute des sauts pendant une
minute.

4 h. 20. — Arrêt de la respiration et perte des mouvements volon-

taires. Les pattes de l'animal sont rétractées en arrière et ramenées en partie sur le dos. La tête est fortement renversée en arrière.

4 h. 27. — Même état. Réflexes assez énergiques. Le cœur bat très-rapidement.

4 h. 50. — Les nerfs moteurs ne sont plus excitables, excepté le nerf sciatique gauche ; les muscles le sont à peine. Le cœur est arrêté en diastole et inexcitable.

Expérience. — On lie les artères et les veines du membre inférieur sur une petite grenouille verte vigoureuse, et on injecte sous la peau du dos 0 gr. 01 de citrate de caféine dissous dans 1^{cc} d'eau.

4 h. 30. — Immédiatement après l'injection, la grenouille fait une série de sauts sous la cloche qui la recouvre.

4 h. 45. — Lorsque l'animal saute, les pattes postérieures restent un instant étendues; la respiration est très-ralentie.

4 h. 47. — L'animal, mis sur le dos, ne se retourne pas et n'exécute aucun mouvement. Les doigts des pattes sont écartés. Il n'y a aucune convulsion. Les battements du cœur sont très-forts.

4 h. 50. — Contracture générale des membres. Mouvements réflexes très-peu marqués. Respiration nulle. Si l'on place l'animal sur l'abdomen, les pattes postérieures sont fléchies et légèrement soulevées au-dessus du dos.

5 h. — La grenouille reste parfaitement immobile, les pattes antérieures étendues. Si l'on pince fortement l'animal, il exécute deux ou trois extensions brusques des membres postérieurs.

5 h. 7. — Les mouvements convulsifs s'obtiennent beaucoup plus facilement ; ils s'observent aussi dans les pattes antérieures ; il y a des mouvements respiratoires réflexes. Les battements du cœur sont très-lents et beaucoup moins énergiques.

5 h. 12. — Il n'y a plus de mouvements convulsifs ni de mouvements réflexes. Les nerfs et les muscles sont encore excitables.

5 h. 35. — Le cœur est arrêté en systole. Les nerfs et les muscles sont encore excitables.

6 h. 30. — Les nerfs ne sont plus excitables, excepté le nerf sciatique gauche.

De ces expériences on doit tirer les conclusions suivantes :

La caféine produit, au début, une légère période d'excitation du système nerveux et des muscles, et accélère les battements

du cœur. Après cette excitation, on voit les mouvements volontaires et respiratoires disparaître, la sensibilité s'émousser et
des convulsions se produire dans les membres. Les mouvements
du cœur se ralentissent et s'affaiblissent; cet organe s'arrête
en systole.

Les nerfs moteurs conservent leur excitabilité dans toute
leur étendue, après la disparition des réflexes, ce qui prouve
que la perte des mouvements est due à une action sur les centres nerveux.

Les muscles contracturés perdent rapidement leur contractilité après la mort, et entrent en rigidité cadavérique.

SELS D'ARGENT

Nous avons déjà dit que M. Rabuteau considérait les phénomènes observés dans l'intoxication argyrique comme le
résultat d'une altération chimique du sang ; il attribue aussi
les cas foudroyants à une intoxication directe des éléments
musculaires du cœur, qui produirait l'arrêt de cette organe.
Cette idée avait été déjà émise par Krahmer, en 1845. Orfila,
M. Charcot et Ball, admettent au contraire que les sels d'argent amènent la mort par une action directe sur le système
nerveux.

M. le professeur Rouget (1) a fait, en 1873, une étude complète de l'action physiologique des sels d'argent. Ses expériences ont porté sur des animaux appartenant aux quatre classes
de vertébrés, et même sur certains invertébrés, insectes et crus-
tacés. Dans toutes les expériences, les sels d'argent ont été introduits par absorption, soit cutanée, soit sous-cutanée ; le sel

(1) *Archives de physiologie*, 1873.

d'argent qui a été le plus souvent employé est l'hyposulfite
d'argent et de sodium, parce que ce sel n'a pas l'action irritante et corrosive du nitrate d'argent, parce qu'il est soluble et
ne se précipite pas dans les tissus.

M. Rouget n'a jamais vu de cas de mort foudroyante, même
chez un chien auquel on avait injecté 60 centigrammes d'hyposulfite d'argent dans le tissu cellulaire sous-cutané. Voici les
conclusions que M. Rouget a tirées de son travail:

« Les premiers troubles qui apparaissent et ne manquent
jamais sont ceux des mouvements volontaires, sous des formes
variées : faiblesse musculaire, paralysie, convulsions, contractures. Dans toutes ces formes, les nerfs conservent leur excitabilité; les muscles restent contractiles sous l'influence des nerfs
et de l'électricité; les mouvements réflexes ne disparaissent
eux-mêmes qu'après l'arrêt définitif de la respiration. La sensibilité se manifestant par des mouvements réflexes, l'excito-
motricité, la sensibilité et la contractilité étant conservées, les
désordres qui se manifestent dans les mouvements volontaires se
trouvent, par exclusion, rapportés aux centres nerveux eux-
mêmes, qui président à ces mouvements. Les troubles de la respiration s'expliqueront tout aussi naturellement par une action
toxique et directe sur les centres respiratoires du bulbe, qui
tient sous sa dépendance, non-seulement les nerfs rachidiens
des muscles respirateurs externes, mais aussi les nerfs des
muscles bronchiques, par les pneumogastriques. »

Chez les carnassiers seulement, on observe une hypersécrétion bronchique assez considérable, et les poumons sont œdé-
matiés et congestionnés. Chez tous les autres vertébrés à respiration pulmonaire, les poumons sont tout à fait sains, le plus
souvent diminués de volume et rétractés.

La rigidité musculaire arrive très-rapidement après la mort,
chez les animaux empoisonnés par l'hyposulfite d'argent ; chez
quelques-uns même, elle survient déjà pendant la vie dans les

muscles des membres. Le cœur continue à battre longtemps après l'arrêt de la circulation.

Le sang, examiné avant ou immédiatement après la mort, ne présente aucune altération. Il se coagule lentement et plus incomplétement chez les chiens adultes ; chez les autres animaux et même chez les chiens nouveau-nés, la coagulation est complète et assez rapide.

Les sels d'argent agissent donc d'une manière énergique sur les centres nerveux et n'ont qu'une action secondaire sur le système musculaire.

ACONITINE

L'action physiologique de l'aconit a été étudiée par Orfila, Turnbull, Pereira, Christison, Schrooff, etc. Son alcaloïde, l'aconitine, découvert par Brandes en 1819, a donné lieu à de nombreux travaux, parmi lesquels il faut citer ceux de Schrooff, de van Praag, de MM. Hottot et Liégeois, de M. Aschscharumow, de MM. Gréhant et Duquesnel, de MM. Bœhm et Wartmann, de M. Leven et de M. Guillaud. Parmi tous ces physiologistes, les uns, comme MM. Hottot et Liégeois, admettent que l'aconitine agit sur les centres nerveux; d'autres veulent, avec MM. Gréhant et Duquesnel, que ce soit un poison hématique et qu'il atteigne d'abord les nerfs moteurs ; enfin M. Leven a prétendu que l'aconitine est un poison musculaire.

De nombreuses expériences, entreprises sur diverses espèces animales avec de l'aconitine cristallisée, ont amené mon ami, le docteur Guillaud (1), à des conclusions analogues à celles

(1) Thèses de Montpellier, 1874.

de MM. Hottot et Liégeois. Ces expériences ont été faites dans le laboratoire de physiologie de M. le professeur Rouget, et j'ai assisté à la plupart d'entre elles.

Voici les faits principaux qui ressortent de ce travail. L'aco-nitine est un poison énergique qui agit à de très-faibles doses : 1 mill. suffit pour empoisoner un mammifère, $\frac{1}{200}$ de mill. pour une grenouille. Que la dose soit faible ou forte, la marche de l'empoisonnement est la même ; seulement, dans ce dernier cas, les phénomènes se succèdent plus rapidement, et quel-ques-uns d'entre eux peuvent être masqués.

L'aconitine porte son action sur les centres nerveux : cer-veau, moelle et bulbe; d'abord en augmentant leur excitabilité, puis en la paralysant, comme le démontrent les phénomènes d'ataxie locomotrice, désordres et substitution de mouvements volontaires que l'on observe au début, bientôt suivis de para-lysie. Les nerfs sensitifs et les nerfs moteurs sont successive-ment atteints par le poison. Ces derniers sont encore directe-ment excitables quand les mouvements réflexes ont disparu ; il en est de même des muscles.

La respiration, au début de l'empoisonnement, est accélérée et convulsive ; vers la fin, elle devient lente, laborieuse, irré-gulière ; l'animal meurt par asphyxie. Les tracés des mouve-ments respiratoires montrent que l'inspiration est prolongée.

Les mouvements du cœur sont d'abord augmentés ou dimi-nués, arrêtés même tout à fait pendant un instant; puis for-tement accélérés, petits et rapides, faibles et filiformes ; puis ils diminuent de nouveau. Mais cet organe continue à battre, quelle que soit la dose, jusqu'après complète disparition des mouvements réflexes et de la motilité. Il s'arrête définitive-ment en asystolie.

DELPHINE

Il faut placer aussi à côté de l'aconitine et des sels d'argent les alcaloïdes du *Delphinium staphisagria*, la delphine, la staphisagrine et la staphisine. Ces alcaloïdes ont été étudiés par MM. Henry et Couerbe, Turnbull, Falek et Rœvig, Léonides van Praag, et plus récemment par M. Darbel, qui a fait ses expériences dans le laboratoire de M. Rouget. M. Darbel (1) a vu que les mouvements volontaires disparaissaient les premiers chez les animaux empoisonnés par ces alcaloïdes ; la respiration était généralement ralentie, ainsi que les battements du cœur. Chez les grenouilles, on observe le plus souvent des convulsions, qui sont au contraire très-rares chez les mammifères. Puis arrive la perte des mouvements réflexes, la mort des nerfs moteurs. Les muscles sont peu atteints par le poison. La delphine a donc une action énergique sur le système nerveux cérébro-spinal et sur les nerfs.

CYNOGLOSSE. — IF. — *Psoralea bituminosa*

MM. Schroff, Flückiger, Valentin, ayant signalé des propriétés toxiques dans le cynoglosse officinal cultivé (le cynoglosse sauvage n'ayant au contraire aucune action), j'ai fait quel-

(1) Thèses de Montpellier, 1865.

ques expériences avec l'extrait aqueux de la racine de cette plante. J'ai observé sur des grenouilles le ralentissement de la respiration et des battements du cœur et la perte rapide des mouvements volontaires. Les réflexes, après avoir été exagérés, disparaissent aussi, et à ce moment les nerfs moteurs ont perdu leur excitabilité. Cette période est souvent précédée de convulsions ; celles-ci manqueraient, d'après M. Valentin, avec l'extrait des feuilles de la plante. Les muscles sont aussi rapidement atteints, et perdent leur contractilité. Le cœur s'arrête aussi bientôt en semi-systole. Cette action énergique sur les muscles sépare le cynoglosse du curare, auquel les auteurs allemands ont voulu le comparer.

J'ai obtenu des résultats analogues avec l'extrait aqueux des feuilles de l'if et l'extrait alcoolique d'une légumineuse indigène, le *Psoralea bituminosa*, dont les propriétés toxiques n'étaient pas encore connues. Parmi mes expériences, la suivante montre la marche de l'empoisonnement par cette substance.

Expérience. Grenouille. — 2 h.5. — Injection de 1 cc. d'une solution d'extrait alcoolique de *Psoralea bituminosa.*

2 h. 10. — La grenouille reste immobile ; mise sur le dos, elle ne se retourne pas. La respiration n'est pas troublée.

2 h. 13. — L'animal ferme souvent les yeux et n'exécute aucun mouvement, bien qu'il puisse sauter encore quand on le touche. La sensibilité paraît diminuée. Le cœur bat régulièrement.

2 h. 17. Les réfflexes sont peu marqués et difficiles à obtenir. La respiration se ralentit.

2 h. 26. — Même état.

2 h. 45. — Les battements du cœur sont lents. P. 28.

2 h. 55. — Légers mouvements spontanés. P. 20.

3 h. 15. — Mouvements convulsifs irréguliers dans tous les membres. P.36. La respiration est arrêtée.

3 h. 23. — Le cœur ne bat plus, mais il est excitable. Il n'y a plus de réflexes; les nerfs et les muscles ont conservé leurs propriétés.

5 h. — Les nerfs et les muscles, excepté les gastrocnémiens, sont inexcitables.

Je n'ai pu réussir à empoisonner un chien avec le *Psoralea*, probablement parce que la dose employée n'était pas assez forte.

Des propriétés toxiques avaient déjà été signalées dans des plantes indigènes de la même famille, dans plusieurs espèces de *Lathyrus*, par exemple, qui peuvent produire des paralysies chez les animaux et les individus qui s'en nourrissent pendant un certain temps.

DIGITALINE

Le principe actif de la digitale, la digitaline, isolé à l'état impur dès 1841, par MM. Homolle et Quévenne, a été dernièrement, en 1871, obtenu à l'état cristallin et parfaitement pur par M. Nativelle.

La digitale, et plus tard la digitaline, a attiré de bonne heure l'attention des physiologistes, à cause de son action sur le cœur, dont elle ralentit considérablement les battements, propriété qui lui valut le nom d'*opium du cœur*. C'est généralement à ce point de vue qu'elle a été étudiée, et on a négligé son action sur le système nerveux central; aussi c'est sur cette action que nous insisterons davantage.

Joerg (1), Sandras (2), Vassal (3), Bouillaud (4), Tardieu (5),
ont remarqué que la digitale à haute dose agit primitivement
sur le cerveau en produisant une céphalalgie intense, des
bourdonnements d'oreille, du trouble de la vue, des vertiges.
MM. Boulay et Reynal (6) ont aussi constaté chez des chevaux
un état de stupeur très-marqué, avec anesthésie générale ou
locale, la diminution des fonctions sensorielles, de la titubation,
des mouvements oscillatoires du train postérieur, enfin une
sorte de paralysie qui empêche les mouvements.

M. Mégevand (7), qui a expérimenté la digitaline sur lui-
même, a confirmé les troubles cérébraux signalés par ses devanciers.

Voici, du reste, le tableau donné par M. Tardieu des symptômes de l'empoisonnement par la digitaline: « Une heure ou
deux heures après l'ingestion d'une quantité de digitaline qui
dépasse les doses médicamenteuses, plus ou moins tôt suivant
cette quantité, les effets du poison se font sentir par un malaise
considérable, des vertiges, des bouffées de chaleur qui montent
à la tête, des nausées, de la céphalalgie; quelquefois des fris-
sons, des sueurs froides, des alternatives de chaud et de froid
et des troubles de la vue. Puis une anxiété précordiale, une douleur épigastrique surviennent, et bientôt les vomissements écla-
tent, précédés d'efforts considérables et extrêmement pénibles.
Ils sont toujours très-violents et très-répétés, accompagnés ou

(1) Joerg, *Arch. de méd.*, t. XXVI, 1822.

(2) Sandras, *Bull. de thérap.*, 1833, t. V.

(3) Vassal, *Thèses de Paris*, 1819.

(4) Bouillaud, *Clinique de la Charité*, t. III, 1846.

(5) Tardieu, *Etude médico-légale et clinique sur l'empoisonnement*,
1867.

(6) Boulay et Reynal, *Recueil de méd. vétérinaire pratique*, 1849,
3ᵉ partie, t. IV.

(7) *Thèses de Paris*, nᵒ 253, 1872.

suivis de selles liquides. Les moindres mouvements les ramè-
nent, en même temps que des vertiges et des étourdissements.
La respiration est oppressée. Le pouls, d'abord fort et fréquent,
diminue et s'abaisse, en quelques heures, de vingt et trente pulsations. Il reste parfois plein, vibrant, régulier. Les malades
tombent très-vite dans un anéantissement extrême, et sont
dans l'impossibilité de remuer ou d'émettre un son. Les yeux
leur semblent gros et prêts à s'échapper de l'orbite, et l'on
constate en réalité une double exophthalmie très-apparente,
avec dilatation de la pupille; il y a dans les membres des contractions spasmodiques. La peau est froide; le pouls s'affaiblit
et devient petit, faible, intermittent par moments, presque impossible à sentir. La douleur de tête persiste. Les urines sont
supprimées. Des crampes, des douleurs aiguës dans les membres ou le long du rachis, arrachent des cris aux malades. Ils
sont souvent tourmentés par des hallucinations. »

Stannius a signalé aussi de véritables convulsions, plus
prononcées aux extrémités que partout ailleurs, chez les animaux empoisonnés par la digitale. King, Beddoes, Mongiar-
dini, Homolle et Quévenne, ont prétendu que ce poison n'avait
que très-peu d'action sur les batraciens. M. Vulpian, en 1855,
obtint au contraire des effets toxiques très-marqués sur les grenouilles, en employant la digitaline d'Homolle et Quévenne.
Il vit, après une légère excitation, la grenouille s'affaisser, la
respiration s'accélérer et les mouvements du cœur devenir
très-faibles et disparaître rapidement; la grenouille s'affaiblit
de plus en plus et meurt. L'irritabilité disparaît dans tout son
système musculaire. Mais M. Vulpian a reconnu bientôt que
cette succession de symptômes ne s'observait que chez les grenouilles émaciées, anémiques, qui avaient jeûné depuis longtemps et dont il s'était servi pour ses premières recherches.

Sur des grenouilles vigoureuses, la digitaline n'arrête pas
complétement les battements du cœur avant que les autres

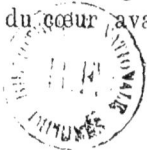

7

symptômes de l'empoisonnement, faiblesse générale et diminution de l'excitabilité des muscles de la vie animale, se soient montrés.

Les expériences que j'ai faites sur des grenouilles m'ont donné les mêmes résultats qu'à M. Vulpian.

Expérience. Grenouille verte. — Patte gauche liée à la partie moyenne de la cuisse, nerf sciatique en dehors de la ligature.

3 h. 26. — Injection sous la peau du dos de 0 gr.,001 de digitaline d'Homolle et Quévenne.

3 h. 42. — Respiration irrégulière et ralentie. Mouvements volontaires nuls. La grenouille, mise sur le dos, ne se retourne pas.

4 h. 20. — Les réflexes seuls persistent. La respiration est intermittente. Le cœur bat régulièrement, mais lentement. La diastole est prolongée.

4 h. 35. — Réflexes presque nuls. Pour plusieurs contractions des oreillettes, il n'y en a qu'une du ventricule. Pendant ce temps, le ventricule est en diastole et rempli de sang.

5 h. — Les nerfs et les muscles sont inexcitables dans tout le tronc et les membres empoisonnés.

Le nerf de la patte gauche est excitable, mais seulement en dehors de la ligature; la partie qui est au-dessus de la ligature est inexcitable.

Il y a encore de temps en temps des contractions du ventricule, qui reste ordinairement rempli de sang noir.

5 h. 37. — Le cœur est complétement inexcitable; les oreillettes seules sont encore excitables; le ventricule est contracté.

Cette expérience montre l'action énergique de la digitaline sur les systèmes nerveux et musculaire, puisqu'ils avaient perdu leurs propriétés quand le cœur avait encore de légères contractions.

MM. Marey, Gubler, Gourvat et Mégevand, ont établi aussi l'action de la digitaline sur le système du grand sympathique. M. Mégevand a vu la tension artérielle augmenter d'une manière notable sous l'influence de la digitaline, en même temps que les battements du cœur diminuaient de nombre. La section des pneumogastriques a déterminé une augmentation des battements cardiaques et n'a presque pas modifié la tension.

M. Vulpian avait vu que, chez des grenouilles curarisées, lorsque les extrémités des pneumogastriques sont paralysées, la digitaline amène aussi rapidement l'arrêt du cœur que chez les grenouilles vivantes. Il en conclut qne la digitaline agit directement sur le muscle cardiaque ; nous reviendrons sur ce sujet à propos de l'action des poisons du cœur. Nous voulions seulement établir ici l'action de la digitaline sur le système nerveux central d'abord, puis sur le système nerveux périphérique et les muscles.

Le système musculaire lisse est aussi influencé par la digitaline. Piédagnel a signalé son action sur l'utérus, analogue à celle du seigle ergoté, et MM. Bouley, Reynal et Gourvat, ont constaté des mouvements violents de l'intestin chez des animaux empoisonnés par la digitale.

Nous placerons après la digitaline les solanées vireuses, parce que ces substances, bien que différant sous certains rapports, exercent des effets analogues et fort complexes sur l'axe cérébro-spinal et le grand sympathique.

Le mécanisme de leur action sur le cœur est encore à peu près inconnu. Il faudrait rapprocher aussi de ces substances les *antimoniaux*, le *sulfate de quinine*, l'*ergot de seigle*, etc., poisons qui exercent leur influence sur le système encéphalo-rachidien, le grand sympathique, les vaisseaux et le cœur.

SOLANÉES VIREUSES

La famille des solanées renferme des végétaux dont l'action toxique est des plus énergiques; ce sont : la belladone, le datura, la jusquiame et le tabac. Nous avons déjà étudié séparément le tabac et son alcaloïde, la nicotine; nous ne nous occuperons ici que des autres solanées vireuses et de leurs alcaloïdes: l'atropine, la daturine et l'hyosciamine Ces deux derniers ayant la même action que l'atropine, c'est de cet alcaloïde seulement que nous parlerons.

Les recherches et les travaux dont l'atropine a été l'objet sont tellement nombreux, que nous nous contenterons de citer les faits confirmés par plusieurs auteurs, et acquis par conséquent à la science.

Les premiers symptômes de l'empoisonnement par l'atropine sont, chez l'homme : la sécheresse de la bouche et du gosier, une soif ardente, la dilatation extrême de la pupille, qui rend la vue nuageuse et confuse; une ivresse particulière, suivie de délire généralement gai et loquace, pouvant cependant se transformer en véritables accès de fureur. On observe aussi de la cardialgie, des coliques, des nausées et des vomissements. Les battements du cœur s'accélèrent et s'affaiblissent. Enfin surviennent des mouvements convulsifs généraux, suivis de collapsus, avec soubresaut des tendons, des sueurs froides, le refroidissement des extrémités et la mort.

Ces différents symptômes montrent, d'une manière évidente, que l'atropine a une action énergique sur les centres nerveux;

mais c'est par des expériences sur les animaux que l'on peut analyser l'action de ce poison.

Les carnivores sont très-sensibles à l'action de l'atropine; les herbivores, et surtout le lapin, résistent au contraire à de fortes doses.

Dans les expériences faites sur des chiens ou des grenouilles, on constate au début une période d'excitation assez marquée; les réflexes s'obtiennent plus facilement qu'à l'état normal. La sensibilité générale ne paraît pas diminuée; et, d'après M. Meuriot, l'atropine ne devrait ses propriétés analgésiques, mises à profit en thérapeutique, qu'à une action locale sur les extrémités des nerfs sensitifs. Les nerfs moteurs et les muscles ne semblent pas non plus être atteints d'une manière très-nette par l'atropine; ils ne perdent leurs propriétés que s'ils ont été en contact prolongé avec cette substance.

L'atropine exerce une action marquée sur les organes à fibres lisses, comme l'intestin, la vessie ; ils sont excités et se contractent avec énergie, puis ils sont paralysés. Ces effets dépendent-ils d'une excitation directe des fibres musculaires, du grand sympathique, ou de la moelle? C'est ce qu'on ne sait pas encore.

Les effets les plus curieux de l'atropine sont son action sur la pupille, sur le cœur et les sécrétions.

La dilatation de la pupille s'obtient avec des doses excessivement faibles. Mais il n'est pas nécessaire que le poison soit introduit dans la circulation ; quelques gouttes d'une solution d'atropine instillées dans un œil amènent rapidement la dilatation de la pupille correspondante, celle de l'autre côté restant intacte. Il y a en même temps paralysie de l'appareil de l'accommodation.

Les sécrétions sont diminuées ou abolies par l'atropine. On a voulu expliquer ce fait, ainsi que la dilatation de la pupille, par une action vaso-constrictive de la belladone. M. Brown-

Sequard voulait aussi rattacher les troubles des centres nerveux, dans l'atropinisme, à la diminution de l'apport du sang à ces centres. Or M. Vulpian a constaté que l'action vasoconstrictive de l'atropine n'était rien moins que prouvée, et, de plus, M. Heidenhain a démontré que l'atropine produisait une abolition de la sécrétion salivaire, coïncidant avec la dilatation des vaisseaux. Nous nous trouvons donc en présence de deux faits qui n'ont pas encore reçu d'explication satisfaisante. Il en est de même de l'atropinisation du cœur. Chez les animaux empoisonnés par l'atropine, les battements du cœur sont accélérés, et l'on ne peut plus arrêter ses mouvements en galvanisant les pneumogastriques.

Nous n'exposerons pas toutes les théories mises en avant pour expliquer ces faits ; nous avons seulement voulu établir l'action évidente des solanées vireuses sur le système nerveux.

VENINS

Nous avons déjà dit que les venins ont le même mode d'action que les poisons, et que leurs propriétés physiques et chimiques doivent les faire rapprocher des substances toxiques d'origine végétale et minérale.

Déjà Fontana avait vu que le venin de la vipère était soluble dans l'eau, et il pensait que sa partie active était une substance analogue à la gomme arabique. En 1847, le prince Lucien Bonaparte analysa avec soin le venin de la vipère et en retira un principe venimeux particulier, soluble dans l'alcool, qu'il appela *échidnine*. En 1852, Gratiolet et Cloez constataient que le venin de crapaud desséché conserve ses propriétés pendant plus d'un an ; que ce venin est soluble dans l'éther et dans l'alcool. La substance toxique, isolée par l'alcool, est soluble dans l'eau acidulée par l'acide chlorhydrique. On obtient avec l'ammoniaque un précipité floconneux insoluble dans l'eau, soluble dans l'acide acétique ; par évaporation, on a un résidu cristallin, avec lequel on peut empoisonner des animaux. Gratiolet et Cloez considéraient cette substance comme un alcaloïde (1).

M. Cl. Bernard, dans ses *Leçons de pathologie générale,* dit avoir aussi constaté que le venin du crapaud est soluble dans l'alcool et résiste à l'action de la chaleur. Je ne connaissais pas encore les expériences de ce savant physiologiste, lorsque j'entrepris en 1872 une série d'expériences pour vérifier les résultats obtenus par Gratiolet et Cloez. Je rapporterai ici l'une de ces expériences, parce que le procédé par lequel j'ai retiré du venin de crapaud la substance active diffère un peu de celui qu'a employé L. Bonaparte pour isoler l'échidnine. Je n'ai pu malheureusement continuer cette étude intéressante, et isoler complétement la substance toxique du venin de crapaud, que l'on peut appeler la *bufine ;* mais j'espère faire sur ce sujet de nouvelles recherches, qui feront l'objet d'un travail spécial.

J'ai d'abord constaté que le venin du crapaud, dissous dans l'eau, conserve ses propriétés toxiques après une ébullition assez prolongée ; puis j'ai cherché à établir l'action de l'alcool par l'expérience suivante :

Expérience. — Je prends les deux parotides d'un crapaud, mort dans la nuit, et je les écrase dans un verre, de manière à en retirer le plus de venin possible. Le liquide ainsi obtenu est traité à froid par 15cc d'alcool à 40°, puis filtré.

Les fragments de glande et une partie du venin coagulé restent sur le filtre.

(1) Gratiolet et Cloez, *Compt. rend. Acad. des sc.,* t. XXXIV, 1852.

Une partie de l'alcool filtré est abandonnée à l'évaporation spontanée, dans un verre de montre. Il se dépose au bout de quelques heures une matière grenue d'un blanc jaunâtre, qui, vue au microscope, se présente sous l'aspect de petites granulations réfringentes, animées du mouvement brownien.

L'autre portion d'alcool, étant additionnée de la moitié de son volume d'eau, se trouble et devient blanchâtre. Le liquide, chauffé au bain-marie jusqu'à l'ébullition, redevient transparent et garde sa transparence en se refroidissant. (Solution A.)

Le résidu qui était sur le filtre est séché, puis traité par l'eau. Le liquide filtré est très-limpide. (Solution B.)

Une partie du précipité obtenu par évaporation spontanée de l'alcool est dissoute dans un peu d'eau. (Solution C.)

L'autre partie est traitée par l'éther et s'y dissout entièrement. Le résidu obtenu après l'évaporation de l'éther est repris par l'eau et s'y dissout. (Solution D.)

Les rainettes sous la peau desquelles j'ai injecté un peu des solution A, C et D, sont mortes en quelques heures ; aucune de celles qui ont reçu de la solution B n'est morte.

On voit que l'on peut retirer la substance toxique en traitant directement le venin de crapaud par l'alcool et en filtrant ; la partie active se trouve dans l'alcool filtré et se dépose par évaporation. Lucien Bonaparte a préparé, au contraire, l'échidnine comme on sépare la ptyaline de la salive. Il traitait le venin de vipère par l'alcool. Ce venin se coagulait et l'alcool ne renfermait pas la substance active. On reprenait alors la partie coagulée par l'eau, l'échidnine était dissoute, et on la reprécipitait par l'alcool pour la purifier.

L'action physiologique des venins a été étudiée avec beaucoup de soin par Fontana, qui fit avec le venin de la vipère un nombre considérable d'expériences. Nous ne nous occuperons ici que du venin des batraciens, parce que c'est le seul que nous ayons expérimenté.

En 1852, Gratiolet et Cloez annonçaient à l'Académie que le venin de salamandre amène la mort chez les oiseaux et les mammifères au milieu de convulsions, tandis que le venin de crapaud, également toxique, ne produit pas de convulsions. Deux ans plus tard, M. Vulpian admettait que les venins de crapaud, de triton et de salamandre terrestre, sont des poisons qui agissent profondément sur le système nerveux central : les deux premiers ayant une action très-marquée sur le cœur, dont les battements s'arrêtent rapidement, et le dernier donnant lieu à de violentes convulsions et sans grande influence sur l'organe central de la circulation.

N'ayant pu me procurer de salamandres terrestres, je n'ai pu étudier que les venins de crapaud et de triton, et mes expériences ne font que confirmer les résultats obtenus par M. Vulpian. J'ai toujours noté une action des plus nettes au début sur le système nerveux, se manifestant par la paralysie ou les convulsions ; puis un ralentissement des mouvements respiratoires et cardiaques, et la perte rapide de l'excitabilité des nerfs et des muscles.

Expérience faite avec le venin de triton. Grenouille. — 1 h. 25. — L'animal éprouve de la souffrance au moment où on lui injecte du venin sous la peau du dos.

1 h. 35. — Les mouvements sont très-lents ; la grenouille, mise sur le dos, ne peut se retourner. Lorsqu'elle saute, elle reste avec les pattes postérieures étendues. La respiration est irrégulière et presque nulle.

1 h. 40. — La poitrine est ouverte : les poumons sont pleins d'air ; le cœur bat régulièrement. La respiration est arrêtée ; le pincement détermine des mouvements respiratoires réflexes et quelques mouvements dans les membres. L'excitabilité musculaire et nerveuse est conservée.

2 h. — Le cœur bat plus lentement et irrégulièrement. En pinçant une patte antérieure, on provoque des mouvements réflexes de tous les membres.

2 h. 10. — Mouvements convulsifs du côté droit.

2 h. 15. — Le cœur n'a plus que des mouvements à peine visibles.

Il y a de temps en temps des mouvements de déglutition. L'excitabilité musculaire et nerveuse est conservée.

2 h. 35. — Le cœur ne bat plus.

3 h. 30. — L'excitabilité musculaire est conservée à gauche, mais presque nulle à droite.

5 h. — L'excitabilité a disparu.

Expériences faites avec le venin de crapaud. Grenouille. — 11 h. 45. — J'introduis du venin de crapaud dans une plaie sous-cutanée faite à la partie supérieure du dos d'une grenouille.

2 h. 15. — La grenouille n'exécute plus que très-difficilement des mouvements volontaires.

2 h. 45. — Le cœur est mis à découvert : les contractions sont très-rares et n'ont lieu souvent que dans les oreillettes. Mouvements de déglutition ; mouvements réflexes presque nuls. Le nerf sciatique est encore excitable.

3 h. — Les mouvements de déglutition persistent et les oreillettes se contractent encore ; le nerf sciatique n'est plus excitable. L'excitabilité musculaire est conservée.

3 h. 30. — Il y a encore quelques légères contractions des oreillettes; l'excitabilité musculaire est abolie, excepté dans la région sus-hyoïdienne.

Expérience. Grenouille. — 8 h. 45. — Deux fragments de venin desséchés sont introduits dans une plaie faite à une grenouille sous l'omoplate droite.

Dès les premiers instants, l'animal accuse une vive souffrance. Il saute, baisse la tête et tend le dos.

9 h. — La grenouille est à peu près immobile; les paupières sont fermées. Mise sur le dos, elle ne cherche pas à se retourner. Au bout de quelque temps, elle contracte fortement les membres postérieurs et antérieurs, et fait de fortes et rares inspirations.

Le cœur, mis à découvert, est complétement arrêté. Les mouvements réflexes persistent.

En excitant les différentes parties du corps avec un courant d'induction, on constate que l'excitabilité musculaire persiste, mais que l'excitabilité des nerfs est de beaucoup diminuée. Le nerf sciatique, découvert et excité, ne provoque que de légères contractions dans le membre correspondant.

En faisant passer un courant le long de la moelle, on provoque de nouvelles contractions du cœur, qui persistent pendant un quart d'heure.

Il suffit ensuite de toucher le cœur pour faire reparaître quelques contractions

L'excitabilité nerveuse et l'excitabilité musculaire disparaissent rapidement.

12 h. — L'animal est complétement mort.

Expérience. Rainette. — 10 h. 15.— Une petite rainette est plongée, pendant une minute, dans une dissolution de venin de crapaud.

10 h. 30.— L'animal accuse de la souffrance; il passe fréquemment ses pattes postérieures sur le dos et saute continuellement.

10 h. 35. — Les mouvements deviennent lents et difficiles.

10 h. 45. — La rainette garde la position dans laquelle on la met. Disparition des mouvements volontaires; encore quelques mouvements réflexes. Les muscles sont excitables directement; les nerfs le sont beaucoup moins.

10 h. 55. — Il n'y a plus que quelques réflexes de la respiration.

11 h.—Le cœur bat régulièrement; mouvements respiratoires nuls.

Le nerf sciatique, excité directement, ne provoque pas de mouvements dans la patte, mais quelques-uns dans le tronc.

12 h. 30. — L'excitabilité musculaire a disparu. Il y a de temps en temps quelques contractions dans les oreillettes.

2 h. — Le cœur a encore quelques faibles contractions, lorsqu'on y touche.

Expérience. Grenouille.— On isole le nerf sciatique gauche. On passe au-dessous un fil, avec lequel on lie le membre en entier par-dessus la peau, à la partie moyenne de la cuisse. Le nerf se trouve ainsi isolé et en dehors de la ligature.

2 h. 25. — On injecte sous la peau du dos une dissolution de venin de crapaud : presque immédiatement, irrégularité et ralentissement de la respiration.

2 h. 28. — Torpeur et insensibilité de la grenouille. Elle ne cherche pas à se sauver quand on veut la prendre. Mise sur le dos, elle se retourne cependant assez rapidement.

2 h. 30. — Respiration presque nulle.

2 h. 37. — Le cœur, mis à découvert, bat régulièrement, mais les contractions sont très-faibles.

2 h. 40. — Une goutte d'eau acidulée, placée sur le dos, provoque des mouvements réflexes, lents et peu étendus ; ils sont beaucoup plus accentués dans la patte empoisonnée.

2 h. 45. — Les mouvements du cœur sont à peine visibles. Le ventricule est rempli de sang noir. On peut encore, par le pincement, provoquer des mouvements respiratoires dans l'appareil sus-hyoïdien.

3 h. — En pinçant une patte antérieure, on ne provoque plus de réflexes que dans la patte non empoisonnée. Contractions très-faibles dans les oreillettes seulement.

3 h. 6. — Légers mouvements spontanés dans les membres postérieurs, plus marqués dans la patte gauche.

3 h. 20. — Une excitation électrique, portée sur la région dorsale, provoque une série de contractions dans les membres postérieurs et des mouvement des paupières.

3 h. 40. — Le cœur ne bat plus, mais il est encore excitable. Légers mouvements convulsifs réflexes dans les membres.

5. h. — Les muscles et les nerfs sont inexcitables ; mais le nerf sciatique gauche est excitable dans toute son étendue et provoque des mouvements du gastrocnémien gauche.

Le cœur est arrêté ; en y touchant, on provoque une série de faibles contractions.

Cette dernière expérience prouve que la paralysie du début tient à une action sur les centres nerveux volontaires et non à l'empoisonnement primitif des muscles, puisque le membre non empoisonné était privé de mouvements spontanés comme les autres et que, de plus, les réflexes étaient généraux. Dans la plupart des cas, la sensibilité était diminuée. Le cœur s'arrêtait presque toujours en diastole et plein de sang. D'après M. Vulpian, au contraire, le ventricule serait contracté et vide de sang.

Enfin j'ai vu souvent des grenouilles, empoisonnées par de faibles doses de venin, revenir à l'état normal après avoir été paralysées pendant un certain temps.

Si l'on rapproche les symptômes de l'empoisonnement par le venin de crapaud de ceux que présente l'intoxication par la

digitaline, on voit qu'il y a une grande analogie entre le mode
d'action de ces deux substances. Nous ne faisons que signaler
ici cette ressemblance, sur laquelle nous aurons à revenir plus
tard.

M. Vulpian, dans ses mémoires sur les venins de crapaud,
de triton et de salamandre, a signalé un fait sur lequel il a
beaucoup insisté. D'après lui, ces animaux ne pourraient pas
être empoisonnés par leur propre venin, tandis qu'ils se com-
porteraient comme des grenouilles par rapport aux venins des
autres. M. Cl. Bernard, reprenant ces expériences, a démontré
que le crapaud peut parfaitement être empoisonné par son
propre venin, mais qu'il en faut une dose beaucoup plus forte
que pour une grenouille.

N'ayant pu me procurer un nombre suffisant de crapauds, je
n'ai pu faire de nouvelles expériences à ce sujet ; mais les expériences de M. Cl. Bernard me paraissent beaucoup plus con-
cluantes que celles de M. Vulpian. On a reconnu en effet, et
M. Vulpian un des premiers, que le crapaud résiste beaucoup
plus à l'action d'un certain nombre de poisons (digitaline, inée,
upas antiar, etc.) que la grenouille. Il n'y a donc rien d'extra-
ordinaire à ce qu'il résiste davantage à l'action de son propre
venin.

M. P. Bert a communiqué en 1865, à la Société de biologie,
le résultat d'expériences faites sur des grenouilles avec le venin du *Scorpio occitanus* et celui de l'abeille xylocope (*Apis
nolacea*). D'après ce physiologiste, le venin de scorpion produit
des convulsions cloniques comparables à celles de la strychnine,
avec cette différence qu'on ne peut pas les produire à volonté,
par une simple excitation de l'animal, bien que la sensibilité soit conservée. Les mouvements volontaires disparaissent
rapidement. Les nerfs moteurs sont tués après la perte des
réflexes. Si on lie tout un membre postérieur, en n'épargnant
que les nerfs qui s'y rendent, les convulsions y apparaissent

comme dans l'autre membre ; mais le sciatique de ce côté conserve ses propriétés motrices, tandis qu'elles sont perdues du côté où le sang chargé du venin peut pénétrer jusqu'aux extrémités nerveuses. La section de la moelle n'empêche pas les convulsions. La section d'un nerf du membre les fait disparaître. Le cœur bat encore quand les muscles commencent à perdre leur excitabilité.

Le sang n'a jamais paru altéré. M. Jousset de Bellesme a prétendu, au contraire, récemment, que le venin de scorpion amenait la mort en faisant perdre aux globules du sang la propriété de glisser les uns sur les autres. Ils s'agglutineraient pour former des embolies, et la mort serait la conséquence de l'arrêt de la circulation. Nous n'avons encore fait qu'une seule expérience sur une grenouille avec le venin de scorpion, et, en examinant attentivement la circulation pendant la durée de l'empoisonnement, nous n'avons vu aucun des faits avancés par M. Jousset. Nous ne pouvons cependant rien affirmer, parce que *testis unus, testis nullus*.

Le venin de l'abeille xylocope a une action locale très-énergique ; il ne produit pas de convulsions et amène lentement et progressivement la paralysie des mouvements volontaires, réflexes et respiratoires. La cause prochaine de la mort parait être l'asphyxie. En somme, il agirait sur les centres nerveux, et principalement sur les centres respiratoires.

COLCHICINE

La colchicine, partie active du *Colchicum autumnale,* est une substance toxique dont l'action est encore fort peu connue.

M. Rabuteau, qui a étudié ses propriétés physiologiques, ne sait dans quelle classe de poisons la ranger.

Chez l'homme, la colchicine amène des vomissements et des évacuations alvines, d'abord muqueuses, puis sanguinolentes, et parfois même formées de sang presque pur. Les mouvements respiratoires et cardiaques sont toujours considérablement affaiblis ; la prostration est extrême. Les symptômes de l'empoisonnement rappellent ceux du choléra. Enfin la mort, précédée quelquefois de mouvements convulsifs, arrive par asphyxie.

La marche de l'intoxication est la même chez les mammifères.

Les expériences faites sur les grenouilles sont beaucoup plus instructives. Ces animaux résistent beaucoup mieux à l'action de la colchicine que les mammifères et l'homme ; il faut, pour amener la mort, des doses assez considérables : 5 centigrammes et davantage.

M. Rabuteau a noté une exaltation du pouvoir réflexe au début de l'intoxication, puis la perte des mouvements volontaires et la perte d'excitabilité des nerfs moteurs, tandis que la contractilité musculaire est intacte. Il en conclut que la colchicine n'est pas un poison musculaire ; qu'elle paralyse les nerfs moteurs et les nerfs sensitifs, après en avoir exalté les propriétés.

Sur des grenouilles empoisonnées par la colchicine, j'ai constaté aussi une période assez longue d'excitation et d'hyperesthésie, précédant l'affaiblissement des mouvements volontaires et leur disparition. J'ai trouvé les nerfs moteurs excitables après la perte des réflexes et même après l'arrêt du cœur. Enfin j'ai vu que les muscles étaient influencés par la colchicine comme par la vératrine, mais à un très-faible degré, et qu'ils conservaient cependant leur contractilité après la mort.

Expérience. Grenouille verte vigoureuse. — Patte postérieure droite liée à la partie moyenne ; nerf sciatique en dehors de la ligature.

2 h. 15. — Injection sous la peau du dos de 0 gr. 0025 de colchicine, et dans le rectum de 0 gr. 0025 de la même substance. Après l'injection, la grenouille fait des sauts sous la cloche qui la recouvre; la respiration est accélérée.

2 h. 25. — Hypéresthésie. Quand on touche la grenouille, elle tend fortement le dos et se soulève sur les quatre membres, qui sont étendus.

3 h. 15. — Même état. Nouvelle injection sous-cutanée et rectale de 0 gr. 005 de colchicine.

3 h. 50. — Même état. Hypéresthésie, excitation. Nouvelle injection de 0 gr. 005 et introduction sous la peau du dos de 2 centigram. environ de colchicine en poudre.

4 h. — La grenouille se déplace constamment et ferme de temps en temps les yeux. La respiration se ralentit.

4 h. 45. — La grenouille ne semble rien éprouver. Nouvelle introduction de colchicine sous la peau.

5 h. — Les mouvements respiratoires sont plus lents et moins étendus. Il en est de même des mouvements de la grenouille, qui cependant se déplace encore spontanément.

5 h. 30. — Les mouvements sont de plus en plus lents. La sensibilité n'est plus exagérée.

6 h. — Mouvements volontaires nuls. Mouvements respiratoires rares, irréguliers, n'ayant plus lieu que dans l'appareil hyoïdien. Les réflexes s'obtiennent difficilement et sont peu énergiques.

6 h. 30. — Les mouvements réflexes ont disparu. Les nerfs sont encore excitables. Le cœur bat régulièrement, mais lentement.

6 h. 40. — De temps en temps, une secousse convulsive dans tous les membres, coïncidant avec un mouvement respiratoire. Il est impossible de provoquer des réflexes.

9 h. — Les nerfs et les muscles sont encore excitables. Le cœur est arrêté en demi-systole et inexcitable.

Dans d'autres expériences, j'ai vu, en donnant à des grenouilles des doses considérables de colchicine, que, lorsque les mouvements commençaient à être atteints, il y avait une légère intoxication des muscles. Ceux-ci restaient contracturés pendant un instant après un mouvement, ou quand on les excitait directement, et ils ne revenaient que lentement à l'état normal. Contrairement donc à l'opinion de M. Rabuteau, nous admettons que la colchicine a une action analogue à celle de la vératrine, mais beaucoup moins énergique sur les muscles, et plus marquée au contraire sur le système nerveux central. Elle ne paraît pas avoir d'action sur les nerfs moteurs.

C'est cette influence toxique, prédominante sur l'axe cérébro-spinal, qui nous a fait placer la colchicine avant la vératrine.

VÉRATRINE

La vératrine, découverte par Pelletier et Caventou dans le *Veratrum album*, a été l'objet des travaux de divers expérimentateurs, parmi lesquels il faut citer Magendie (1), Leonides van Praag (2), Faivre et Leblanc (3), Schroff (4), Kölliker (5) et Prévost (6).

MM. Faivre et Leblanc admettent que la vératrine exerce trois actions distinctes sur l'organisme, actions en rapport avec les doses plus ou moins élevées de la substance. La première action a lieu d'une manière bien marquée sur le tube digestif : coliques et contractions violentes de l'intestin, hypersécrétion salivaire et intestinale.

La deuxième période est caractérisée par l'abattement, la prostration des forces, le ralentissement de la circulation et la diminution de la sensibilité. Enfin, lorsque les doses sont plus

---

(1) Magendie, *Journ. de physiologie*, 1821.
(2) Leonides van Praag, *Virchow's Archiv.*, t. VII.
(2) Faivre et Leblanc, *Compt. rend. Ac. des sc.*, 1854.
(4) Schroff, *Schmidt's Jarhb.*, 1860.
(5) Kölliker, *Virchow's Archiv.*, t. X.
(6) Prévost, *Mém. Soc. de biologie*, 1866.

considérables, surviennent des accès de tétanos accompagnés d'hyperesthésie, et la mort arrive par asphyxie.

M. Prévost, qui a expérimenté plus particulièrement sur des grenouilles, divise aussi l'empoisonnement par la vératrine en trois périodes, mais qu'il ne caractérise pas de la même manière que MM. Faivre et Leblanc.

D'après ce physiologiste, la première période, de début, commence d'abord par l'excitation, puis par l'apparition des contractures qui caractérisent la seconde période.

Le deuxième période présente des contractures générales, survenant par accès d'une manière spontanée ou sous l'influence d'une excitation; contractures qui, au premier abord, offrent d'assez grands rapports avec le tétanos dû à une action médullaire.

La troisième période, de résolution, est caractérisée par la perte presque complète de l'excitabilité musculaire et la résolution générale, pendant laquelle les battements des cœurs lymphatiques et du cœur sanguin, ainsi que les mouvements respiratoires, diminués déjà dans la seconde période, s'affaiblissent considérablement.

Examinant ensuite l'action de la vératrine sur les différents organes, M. Prévost a montré que le cœur était arrêté par l'action directe de la vératrine. Le ventricule est contracturé. La vératrine ne lui a pas paru agir sur l'encéphale.

Les contractures spasmodiques caractéristiques résulteraient d'une action directe de cet alcaloïde sur les muscles, dont ce poison modifie la contractilité d'une manière spéciale. Dans les accès de contracture survenant spontanément, la moelle agit comme simple excito-moteur des convulsions des muscles, dont la contractilité est modifiée. Les convulsions surviennent également, si l'on excite directement les muscles lorsque les centres nerveux sont détruits; enfin la sensibilité est diminuée par la vératrine.

M. Bitot (1) (deBordeaux), qui en 1872 a fait de nouvelles expériences, admet que la vératrine agit sur le système nerveux et sur les muscles, que la moelle est d'abord atteinte, et l'encéphale en dernier lieu.

On voit, d'après ce qui précède, que le mode d'action de la vératrine n'est pas encore bien déterminé. Son action sur les muscles est incontestable ; les tracés obtenus par M. Prévost et Marey et par M. le professeur Rouget, avec les muscles empoisonnés par la vératrine, montrent que la contraction se fait aussi rapidement qu'à l'état normal, mais qu'elle dure un certain temps et que le muscle ne revient que lentement à l'état de repos. Cette influence sur la contraction musculaire est caractéristique et s'observe même avec de faibles doses de poison. On peut donc, avec juste raison, considérer la vératrine comme un poison musculaire ; mais doit-on admettre, avec M. Prévost, que cette substance n'a d'action que sur le système musculaire ?

C'est pour répondre à cette question que j'ai fait un certain nombre d'expériences, dont voici les plus importantes.

Expérience. Rainette. – On enlève le sacrum, on met à découvert les nerfs lombaires et on passe au-dessous une ligature qui embrasse l'aorte avec toutes les parties molles, de manière à empêcher la circulation dans le train postérieur.

2 h. 46. — On injecte sous la peau du dos quelques gouttes d'une solution de vératrine à $\frac{1}{755}$

2 h. 47. — L'animal est agité ; il fait de nombreux sauts. Fortes et rares inspirations.

2 h. 50. — Perte des mouvements volontaires. Immobilité absolue; arrêt de la respiration.

2 h. 52. — Les mouvements réflexes obtenus dans les pattes antérieures et postérieures sont lents et difficiles.

(1) *Compte rendu de la 1re session de l'Assoc. franç. pour l'avancement des sc.* Bordeaux, 1873.

2 h. 55. – Perte des mouvements réflexes dans tous les membres. Les muscles des membres antérieurs sont à peine excitables directement; la contraction y est lente et prolongée. Les nerfs et les muscles des membres postérieurs sont au contraire très-excitables.

3 h. 45. — Les nerfs et les muscles des pattes postérieurs sont seuls excitables ; le cœur est arrêté, mais on provoque une série de contractions en le touchant.

Expérience. Deux rainettes sont préparées comme dans l'expérience précédente.

3 h. 55. — A l'une, on injecte une moins grande quantité de la solution de vératrine que dans l'expérience précédente. L'autre rainette est gardée comme témoin. Après l'injection, l'animal bondit, fait plusieurs sauts, et sa respiration s'arrête.

3 h. 58.—La rainette est immobile et ne cherche pas à fuir quand on approche la main pour la prendre. Pincée, elle fait un saut et tombe sur le flanc, les pattes antérieures étendues et contracturées. Les pattes postérieures sont immobiles et occupent la position qu'elles ont prise au moment où la rainette est tombée sur la table.

4 h. 7.— L'animal n'a pas exécuté le moindre mouvement depuis son dernier saut. Une goutte d'eau acidulée, placée sur un point quelconque, ne provoque aucun mouvement réflexe. On obtient seulement des mouvements dans les pattes postérieures en les pinçant fortement, et rien dans les autres parties du corps.

4 h. 15. — En excitant par un courant d'induction la patte antérieure gauche, on n'obtient qu'une contraction lente et prolongée des muscles, et en même temps quelques contractions réflexes dans le train postérieur.

4 h. 20. — En pinçant très-fortement la peau du dos, on provoque encore des mouvements réflexes dans le train postérieur.

4 h. 25.— Légers mouvements convulsifs, qui paraissent spontanés, dans les pattes postérieures, principalement dans les orteils, qui sont écartés les uns des autres et sont le siége de tremblements.

5 h. 30.—Les nerfs et les muscles des pattes postérieures sont encore excitables; les autres parties du corps ne le sont plus. Le cœur, arrêté, se contracte encore au contact.

La rainette témoin a tous ses mouvements parfaitement libres et réguliers.

Expérience. Grenouille rousse. — Elle a, à l'état normal, 48 battements du cœur par minute.

2 h. 17. — Injection sous la peau du dos de 0 gr. 0025 de vératrine. La grenouille, fixée sur un liége, se débat.

2 h. 20. — L'animal ne se déplace pas spontanément. En le prenant, on obtient des mouvements généraux et un arrêt momentané de la respiration ; celle-ci est, du reste, fort ralentie. Les muscles commencent à être atteints; les pattes postérieures restent étendues un instant après le mouvement d'extension et ne sont ramenées que lentement à la position normale. P. 44.

2 h. 25. — Perte complète des mouvements volontaires et arrêt de la respiration. Quand on touche la grenouille, les membres se roidissent sans convulsions, la tête se renverse en arrière, la bouche est ouverte. P. 48, mais les pulsations sont très-faibles.

2 h. 30.— Un simple contact amène une contraction générale, avec quelques mouvements convulsifs. P. 44. Le ventricule se contracte à peine, les oreillettes seules battent régulièrement.

2 h. 31.--Véritables convulsions tétaniques, avec mouvements fibrillaires des muscles.

2 h. 35. — Il n'y a plus qu'une faible contraction du ventricule pour deux contractions des oreillettes.

2 h. 38. — Les muscles sont à peine directement excitables; ils sont mous. P. 44.

2 h. 47. — Les muscles de la cuisse ne sont plus directement excitables par un fort courant d'induction. Les muscles des pattes antérieures et les gastrocnémiens se contractent encore un peu.

2 h. 50. — P. 28.

3 h. 5. — Le ventricule ne bat plus ; il est plein de sang noir, mais il est directement excitable.

3 h. 15. — Les gastrocnémiens ont perdu toute trace d'excitabilité. On obtient encore, avec un fort courant, de très-légères contractions dans les bras. La faradisation ramène les battements du cœur pour quelque temps.

4 h. 30. — Rigidité musculaire ; le cœur, excité, se contracte encore assez régulièrement.

6 h. — Le cœur est encore excitable.

Expérience. Grenouille verte, vigoureuse, préparée comme dans la première expérience.

3 h. 3. — Injection dans la cavité abdominale de 0 gr. 0005 de vératrine. Période d'excitation ; sauts désordonnés.

3. h. 5. — Respiration accélérée. La grenouille se déplace spontanément ; elle ferme les yeux et baisse la tête quand on la touche.

3 h. 10. — L'animal reste immobile et les yeux fermés. Réflexes énergiques dans les quatre membres.

3 h. 18. — Perte des mouvements volontaires. Même état.

3 h. 32. — La grenouille est absolument privée de mouvements. Le cœur bat faiblement. Les mouvements réflexes sont conservés partout.

3 h. 35. — Légers mouvements spontanés dans les pattes postérieures.

4 h. — Perte des réflexes. Le cœur est arrêté.

6 h. — Le cœur est inexcitable ; il en est de même des muscles empoisonnés. Les nerfs et les muscles du train postérieur sont au contraire très-excitables.

Expérience. Petit chat nouveau-né. — 7 h. 50. — Injection souscutanée de 0 gr. 005 de vératrine.

2 h. 4. — L'animal fait de violents efforts pour vomir.

2 h. 6. — Contorsions dans tous les membres. L'animal ne se traîne plus sur la table ; il étend les pattes, qui restent étendues pendant quelque temps. Les efforts pour vomir continuent.

2 h. 9. — La respiration, qui s'était ralentie, est arrêtée. Mouvements convulsifs dans les pattes. Le cœur continue à battre régulièrement, mais lentement.

2 h. 12. — Il n'y a plus de réflexes. Le nerf sciatique et les muscles sont excitables. Le cœur ne bat plus que très-lentement.

2 h. 17. — Le cœur continue à battre.

2 h. 30. — Les nerfs ne sont plus excitables ; les muscles le sont à peine. Le cœur, arrêté, se contracte lorsqu'on l'excite. Le sang est noir, l'estomac plein d'air.

La vératrine produit donc une première période d'excitation, mais de peu de durée, coïncidant avec l'accélération de la respiration. La respiration se ralentit ; l'animal reste immobile ; les mouvements réflexes sont encore énergiques ; chaque mouvement est suivi de contractures dans les muscles empoisonnés seulement. L'animal n'exécute aucun mouvement spontané dans les membres préservés de l'action du poison, ce qui prouve que les centres nerveux sont atteints. Les battements du cœur se ralentissent et s'affaiblissent. La sensibilité paraît conservée, mais diminuée.

Enfin survient une période de résolution, précédée presque toujours de légères convulsions s'observant dans les parties non empoisonnées, et due par conséquent à une action médullaire. La respiration est arrêtée. Les mouvements réflexes disparaissent aussi bien dans les parties non intoxiquées que dans les autres, bien que les nerfs soient encore excitables. Les muscles empoisonnés ont perdu leur contractilité. Le cœur s'arrête, mais il ne perd son excitabilité qu'après les muscles.

Chez les animaux supérieurs, la marche de l'empoisonnement est la même ; on observe seulement des vomissements violents au début. La mort arrive dès que la respiration est arrêtée. Les muscles sont encore excitables au moment de la mort.

La vératrine a donc une action des plus marquées sur les centres nerveux.

A côté de la vératrine, on doit placer un certain nombre de substances qui sont considérées comme poisons musculaires, à cause de leur action spéciale sur les muscles et sur le cœur. Mais, parmi ces poisons, il y en a encore un grand nombre qui, s'ils détruisent rapidement l'irritabilité musculaire, ont cependant une action sur le système nerveux central, et une action énergique. Il existe néanmoins quelques substances, peu nombreuses il est vrai, telles que l'*inée*, la *muscarine*, le *poison des Moï*, qui amènent rapidement la mort par arrêt du cœur et qui ne paraissent pas jusqu'à présent troubler essentiellement les fonctions du système nerveux.

Parmi les poisons musculaires agissant sur le système nerveux, nous rangerons un grand nombre de sels métalliques, les *sels de potassium*, de *baryum*, de *calcium*, de *cuivre*, de *plomb*, de *mercure*, de *zinc*, etc. Nous ne dirons que quelques mots de certains d'entre eux que nous avons expérimentés nous-même.

SULFOCYANURE DE POTASSIUM

M. Cl. Bernard, dans ses *Leçons sur les substances toxiques et médicamenteuses*, admet que le sulfocyanure de potassium est un poison purement musculaire. MM. Ollivier et Bergeron ont constaté aussi l'action directe de ce sel sur les muscles, dont l'excitabilité galvanique disparaît rapidement ; d'après ces auteurs, les fibres musculaires striées et les globules sanguins se-raient altérés dans leur constitution même par le poison. Mais les expériences ont été faites en appliquant directement une solution de sulfocyanure de potassium sur des muscles, ou en mêlant cette solution au sang. Nous avons déjà dit ce qu'on pouvait reprocher à cette méthode; nous y insisterons davantage dans un chapitre spécial.

MM. Dubrueil et Legros n'ont pas vu ces altérations du sang et des muscles signalées par MM. Ollivier et Bergeron ; mais, en injectant du sulfocyanure de potassium sous la peau d'une grenouille, ils ont noté d'abord des accidents de paralysie gé-néralisés, puis des phénomènes tétaniques au milieu desquels arrive la mort. Mais, bien que ces auteurs disent avoir observé les mêmes phénomènes en appliquant directement une solution de sulfocyanure de potassium sur le cerveau mis à nu (et nous savons que ce genre d'expérience n'a rien de démonstratif), ils n'établissent pas d'une manière certaine l'action de ce sel sur

le système nerveux. L'expérience suivante la démontre nettement.

Expérience. Grenouille verte. — Patte postérieure gauche liée, nerf
en dehors.

3 h.— Injection, sous la peau du dos, de quelques gouttes d'une solution de sulfocyanure de potassium.

Immédiatement après l'injection, l'animal tend fortement le dos, et
étend les membres ; la respiration est arrêtée, et l'animal n'exécute
aucun mouvement. Cet état paraît dû à la douleur produite par l'injection.

3 h. 5. — Rares mouvements respiratoires. La grenouille se déplace spontanément ; le cœur bat très-lentement.

3 h. 10.— Immobilité absolue, sensibilité très-diminuée. On peut
toucher la cornée sans provoquer de réflexes. Réflexes très-faibles. Le
cœur bat très-faiblement et très-lentement ; il est rempli de sang noir.
Les nerfs sont très-excitables dans toute leur étendue.

3 h. 20. — Même état.

3 h. 25. — En pinçant fortement l'animal, on obtient des mouvements réflexes qui ont le caractère des convulsions toniques.

3 h. 35. — Perte complète des réflexes. Le cœur est arrêté, mais
encore excitable. En faisant passer un courant d'induction le long du
rachis, on produit des mouvements généraux. Par conséquent, la
moelle a conservé ses propriétés conductrices ; les nerfs et les muscles,
leur excitabilité.

3 h. 50. — J'ouvre le cœur pour examiner au microscope l'état du
sang : les globules sont libres et parfaitement normaux. Je fais alors
arriver au contact avec ces globules une dissolution de sulfocyanure
de potassium, et immédiatement on voit le noyau devenir très-appa-
rent ; il se détache en blanc sur le fond jaunâtre des globules. Un grand
nombre de ceux-ci changent de forme ; ils deviennent irréguliers, cré-
nelés, et se décolorent.

4 h. 15. — On n'obtient plus de mouvements en excitant directement
la moelle. Les nerfs et les muscles sont encore excitables.

4 h. 30. — Les nerfs et les muscles du tronc des membres antérieurs, et les fléchisseurs de la patte postérieure droite, sont inexcitables. Les sciatiques le sont encore. Le gastrocnémien non empoisonné
a des contractions beaucoup plus énergiques que l'autre.

5 h. 30. — Les muscles et les nerfs empoisonnés sont inexcitables ;
le gastrocnémien seul se contracte encore faiblement sous l'influence
d'un fort courant d'induction. Le nerf sciatique gauche est inexcitable
dans sa partie empoisonnée ; il a, au contraire, son excitabilité normale dans la partie qui est au-dessous de la ligature.

Dans d'autres expériences faites dans les mêmes conditions
sur des rainettes et des grenouilles, j'ai observé les mêmes
phénomènes ; mais j'ai vu souvent apparaître des mouvements
fibrillaires dans les muscles empoisonnés et quelques mouvements convulsifs généraux.

Bien que le sulfocyanure de potassium soit un poison musculaire énergique, puisqu'il abolit très-rapidement la contractilité des muscles et du cœur, son influence toxique sur les
centres nerveux est évidente et peut suffire pour amener la
mort.

Quant à son action directe sur les éléments du sang, si elle
est incontestable *in vitro*, les observations de MM. Dubrueil et
Legros et les miennes montrent qu'elle n'a pas lieu dans l'éco·
nomie.

SELS MÉTALLIQUES

M. Rabuteau place parmi les poisons musculaires la plupart
des sels métalliques : ceux de potassium, de calcium, de stron-
tium, de baryum, de cuivre, de zinc. de cadmium, de plomb,
d'étain, de mercure, d'aluminium, de glucynium, etc. Les
animaux empoisonnés, en effet, par ces sels, présentent tous
des phénomènes de paralysie ou de contracture des muscles
avec affaiblissement, puis arrêt des battements cardiaques. Les

muscles perdent rapidement leur contractilité, et quelquefois même avant la mort. On ne peut donc nier l'influence toxique de ces sels sur le système musculaire ; mais peut-on dire, avec M. Rabuteau, qu'ils laissent intactes les propriétés du système nerveux ? Je ne le crois pas. Les symptômes observés chez l'homme et les animaux montrent, en effet, que ces poisons ont une action sur la moelle et le cerveau.

Dans des expériences que j'ai faites sur des grenouilles, avec de faibles doses de sulfate de cuivre, de sublimé corrosif, de chlorure de baryum, j'ai vu, surtout avec les deux premiers sels, la perte des mouvements volontaires et l'arrêt de la respiration se produire, alors que les mouvements réflexes étaient encore très-énergiques et les muscles parfaitement contractiles. En préservant un des membres de l'action toxique, les mouvements réflexes y persistaient, il est vrai, quand ils avaient disparu dans les autres parties et que les muscles empoisonnés étaient inexcitables ; mais ils s'obtenaient assez difficilement, et je n'ai jamais vu la persistance des mouvements spontanés. Avec les sels de baryum, l'empoisonnement des muscles est beaucoup plus rapide ; et les membres antérieurs peuvent être déjà en complète rigidité, que l'animal exécute encore des mouvements volontaires avec les membres postérieurs. Mais, même avec les sels de baryum, M. Rabuteau a noté des convulsions indépendantes des mouvements fibrillaires des muscles, dus à l'intoxication de ces organes.

Je ne parle ici que des empoisonnements à forme aiguë ; car, dans les intoxications lentes, l'action sur le système nerveux est indiscutable, comme le prouvent les symptômes observés, par exemple, dans l'empoisonnement mercuriel des doreurs.

Tous les sels métalliques, poisons musculaires, agissent très-énergiquement sur les muscles lisses et sur le cœur. Ils provoquent de violentes coliques et des vomissements, le ralentissement et l'arrêt rapide du cœur en diastole. C'est cette action sur le cœur qui a attiré l'attention de M. A. Moreau et lui a fait regarder les sels métalliques comme des poisons cardiaques. Mais M. Rabuteau a démontré qu'ils n'agissent pas plus spécialement sur le muscle cardiaque que sur les autres muscles; aussi propose-t-il de les appeler des *poisons muscu laires*.

ANAGYRE FÉTIDE

L'anagyre fétide (*Anagyris fœtida*) est un arbrisseau de la famille des Légumineuses papilionacées, auquel M. le docteur Arnoux (1), de Montpellier, a reconnu des propriétés toxiques énergiques, déjà signalées, et une action spéciale sur les muscles. La marche de l'empoisonnement est analogue à celle de l'empoisonnement par les sels de baryum. Nous empruntons au travail de M. Arnoux ses principales conclusions.

C'est directement sur la fibre musculaire que se porte l'action de l'anagyre, car elle a lieu même lorsque le muscle est entièrement soustrait à l'action des nerfs par la section préalable et l'atrophie du nerf moteur. Ces effets sur les muscles se manifestent sous deux formes différentes : certains muscles sont en état de contracture, qui tantôt persiste jusqu'à la mort en se confondant avec la rigidité cadavérique, tantôt est suivie de résolution au moment de la mort. Dans tous les cas, la rigidité survient rapidement. On observe des contractions fibrillaires dans les muscles. Un fait caractéristique de l'action de ce poison, c'est que, chez les mammifères et chez les reptiles, ce

(1) Arnoux, *de l'Anagyre fétide et de ses propriétés toxiques*, Montpellier, 1870.

sont les membres antérieurs qui sont pris les premiers de contracture permanente. Chez les oiseaux, ce sont les membres postérieurs ; autrement dit, ce sont les membres les plus faibles.

L'intelligence et l'activité des organes des sens, chez les animaux supérieurs au moins, semblent conservées jusqu'au moment de la mort. Les mouvements volontaires, au contraire, disparaissent environ une demi-heure avant la mort chez les chiens.

Les mouvements réflexes sont encore possibles jusqu'à l'agonie, et, chez les grenouilles, ils persistent encore dans l'état de mort apparente.

Les nerfs moteurs conservent longtemps leur action sur les muscles, quand ceux-ci ne sont pas contracturés.

Comme tous les poisons musculaires, l'anagyre produit des vomissements. Le ralentissement et l'arrêt de la respiration se montrent généralement après les vomissements et avant les troubles de la locomotion. Les battements du cœur sont accélérés, et cet organe continue longtemps à battre après la mort chez les animaux à sang froid.

L'anagyre doit donc être rangé parmi les poisons musculaires, puisque son action sur les muscles est la plus saillante, mais il empoisonne également les centres nerveux.

POISONS CARDIAQUES. — POISON DES MOÏ

Nous ne pouvons terminer cet aperçu rapide sur les principales substances toxiques sans dire un mot d'une classe de poisons que M. Rabuteau range parmi les poisons musculaires, mais que l'on peut avec juste raison appeler, avec M. Vulpian, des *poisons cardiaques*.

Ces substances, parmi lesquelles il faut compter l'*upas*

antiar, l'*inée*, le *tanghin*, le *vao*, le *corowal* et divers autres poisons de flèche, ont la singulière propriété d'annuler les mouvements cardiaques et de laisser intactes jusqu'au moment de la mort les fonctions du système nerveux.

MM. Carville et Polaillon (1) ont étudié dernièrement avec soin l'inée, et sont arrivés aux conclusions suivantes :

L'inée est un poison énergique, agissant sur le cœur et amenant la mort par paralysie cardiaque. Le cœur s'arrête toujours en systole. Son action sur le cœur est indépendante du cerveau, du bulbe et de la moelle, dont l'ablation est sans influence sur la production des phénomènes toxiques ; il en est de même de la suppression préalable de l'action du grand sympathique et du pneumogastrique.

Le système nerveux de la vie de relation n'est nullement influencé ; une grenouille conserve tous ses mouvements volontaires quand le cœur est déjà inexcitable.

Les muscles perdent assez rapidement leur contractilité.

Je n'ai pas pu expérimenter par moi-même les propriétés physiologiques de l'inée, mais j'ai étudié un poison nouveau qui a les mêmes effets que l'inée. Ce poison, remis à M. le professeur Rouget par M. Motte, chirurgien de marine, est celui des Moï, tribu sauvage du nord de la Cochinchine. Les indigènes trempent dans ce poison leurs flèches, et s'en servent pour tuer des animaux qu'ils mangent ensuite. Je n'ai pu avoir aucun renseignement sur la composition de ce poison, qui est une pâte molle, brun foncé et très-soluble dans l'eau.

J'ai vérifié avec ce poison, sur des grenouilles, des pigeons et de jeunes mammifères, les faits annoncés par MM. Carville et Polaillon pour l'inée.

Dans toutes mes expériences j'ai vu les mouvements volontaires persister chez les animaux à sang chaud jusqu'au moment

1) *rchives de physiologie*, 1872.

de la mort, qui arrive brusquement au milieu d'une syncope. Chez les grenouilles, les mouvements volontaires ne disparaissent que quelque temps après l'arrêt définitif du cœur, puis les différents systèmes perdent leurs propriétés comme dans la mort naturelle ; seulement la contractilité des muscles s'éteint rapidement.

Les battements du cœur sont d'abord très-accélérés ; il se produit une sorte de tétanos de cet organe, les ventricules sont inexcitables, fortement contractés, vides de sang.

Expérience. Petit chat. — 3 h. 50. — P. 100 ; injection sous la peau du ventre d'une petite quantité de poison des Moï.

3 h. 54 — P. 128.
» 56 — P. 150.
» 59 — P. 166.
4 h. 3. — P. 144.
» 7. — P. 88.
» 9. — Quelques mouvements du cœur irréguliers. Respiration très-précipitée. Convulsions, l'animal ouvre largement la bouche.

4 h. 11. — Le cœur est complétement arrêté en systole. Efforts respiratoires. Réflexes conservés.

4 h. 14. — Mouvements de la langue très-fréquents, et profondes inspirations de temps en temps, accompagnées de mouvements généraux. Évacuation d'urine.

4 h. 16. — Même état.

4 h. 20. — L'excitation des pneumogastriques amène des mouvements respiratoires, mais rien du côté du cœur.

Les intestins, la rate, la vessie, se contractent au simple contact de l'air. Les ventricules sont vides de sang; l'oreillette droite est pleine de sang noir, la gauche de sang rouge.

4 h. 23. — Encore des mouvements respiratoires spontanés.

4 h. 25. — Les nerfs et les muscles sont directement excitables.

Les poisons cardiaques, comme les poisons musculaires, produisent des vomissements.

Expérience. Pigeon. — 1 h. 1. — injection de poison des Moï sous la peau de l'une des pattes.

1 h. 25. — Le pigeon fait de violents efforts pour vomir.

1 h. 29. — Nouveaux vomissements.

1 h. 45. — Il vole encore, mais il ne peut se percher; il tombe sur le dos et fait quelques efforts pour vomir. Légers frémissemments dans tout le corps. Mort. Le thorax est ouvert rapidement; le cœur est complétement inexcitable, le ventricule est contracté.

Les muscles sont en rigidité au bout de trois quarts d'heure.

J'ai vérifié aussi, avec le poison des Moï, les expériences faites par MM. Carville et Polaillon avec l'inée, pour démon-trer que la marche de l'empoisonnement n'est pas troublée par l'ablation des centres nerveux. En détruisant le cerveau et la moelle sur des grenouilles, puis en leur injectant sous la peau une dissolution du poison, les battements du cœur s'arrêtent à peu près aussi vite que sur une gronouille intacte. Cette différence tient au ralentissement de la circulation et de l'absorption.

A côté de ces poisons cardiaques il faut placer la *muscarine*, alcaloïde retiré par MM. Schmiedeberg et Kopp de la fausse oronge. La muscarine agit très énergiquement sur le cœur, mais elle diffère des autres poisons cardiaques en ce qu'elle arrête toujours le cœur en diastole.

Il y a donc à distinguer, pour les poisons cardiaques comme pour les poisons musculaires, deux classes de poisons : les uns qui abolissent les fonctions et les propriétés des systèmes musculaire et cardiaque en les paralysant ; les autres qui produisent cet effet en les excitant, et en amenant une contracture.

DEUXIÈME PARTIE

CHAPITRE PREMIER

DU MODE D'ACTION DES POISONS

Il résulte de la revue rapide que nous venons de faire des principales substances toxiques, que le plus grand nombre d'entre elles n'ont pas une action limitée à tel ou tel organe, à tel ou tel élément histologique, mais qu'elles atteignent au contraire successivement tous les systèmes de l'organisme. Nous avons montré de plus que tous les poisons hématiques de M. Rabuteau, cérébro-spinaux, spinaux et paralyso-moteurs, les poisons névro musculaires, une grande partie des poisons musculaires et des poisons hématiques, agissent primitivement sur les centres nerveux, puis sur le système périphérique, enfin sur les muscles et sur le cœur; quelques-uns agissent sur le système glandulaire.

Les premiers symptômes généraux qui apparaissent après l'absorption du plus grand nombre des poisons que nous avons étudiés sont des troubles cérébraux, variant avec la nature de

9

ces poisons. Malaise général, vertiges, pesanteur de tête, somnolence et torpeur, ou exaltation des sens, trouble des mouvements volontaires, titubation, incoordination motrice, délire,
hallucinations ou coma : tels sont les phénomènes qui ouvrent
la scène dans la plupart des intoxications. L'intelligence paraît
souvent conservée, malgré cette influence manifeste sur les
centres.

Les mouvements volontaires deviennent bientôt plus difficiles et impossibles ; ils sont remplacés par une paralysie complète ou bien par des convulsions. Celles-ci, après avoir duré
plus ou moins longtemps, sont à leur tour suivies de paralysie.
Les mouvements réflexes persistent un certain temps après la
perte des mouvements volontaires ; ils peuvent être même
exagérés au début, mais ils finissent par disparaître.

Avant la cessation des mouvements réflexes, il se produit un
arrêt de la respiration. C'est par l'arrêt des mouvements respiratoires que presque tous les poisons amènent la mort chez
les animaux supérieurs, en produisant l'asphyxie.

Au moment où l'on ne peut plus obtenir de réflexes chez un
animal, en excitant directement les nerfs, soit par un agent mécanique ou chimique, soit par l'électricité, on les trouve tantôt
excitables (et c'est ce qui a lieu dans la majorité des cas),
tantôt inexcitables. S'ils ont conservé leurs propriétés, ils ne
tardent pas à les perdre au bout d'un temps plus ou moins
long, suivant la nature des poisons.

Enfin, ce qui disparaît en général, en dernier lieu, c'est la
contractilité musculaire et celle du cœur.

La sensibilité peut être atteinte dès le début de l'empoisonnement; quelquefois elle est exaltée; le plus souvent elle persiste fort longtemps, mais elle est diminuée progressivement.

Cette succession de phénomènes est à peu près la même que
l'on observe dans la mort naturelle: dans la mort par arrêt de
la circulation, par exemple. Lorsqu'un animal cesse de vivre,

les propriétés vitales de ses différents tissus disparaissent successivement. Haller et Nysten sont les premiers physiologistes qui aient étudié avec soin cette question. Ils ont reconnu que, dans la plupart des cas, l'activité des centres nerveux disparaissait la première, puis celle des nerfs, celle des muscles, et que le cœur était l'organe dont les mouvements spontanés et la contractilité persistaient le plus longtemps après la mort.

Il est également intéressant, comme le fait M. le professeur Rouget, de rapprocher les effets des poisons de ceux que l'on obtient en interrompant le cours du sang dans les centres nerveux; non pas qu'on puisse expliquer l'action des substances toxiques par l'hypérémie ou l'anémie des centres nerveux, comme le veulent certains physiologistes, mais parce que la privation du liquide nourricier trouble les fonctions de l'encéphale et de la moelle, comme le fait la présence des poisons par un mécanisme encore inconnu.

L'interception du cours du sang dans une partie étendue de l'encéphale a toujours pour résultat l'abolition temporaire ou immédiate des fonctions de cette partie. A. Cooper, liant les deux carotides et les deux vertébrales le même jour sur un chien, vit cet animal tomber dans la stupeur, le coma, pris de mouvements convulsifs et frappé de paralysie. M. Brown-Sequard, en répétant la même expérience, constata que les mouvements respiratoires étaient abolis en même temps que les mouvements volontaires, mais que le cœur continuait encore à battre. En enlevant les ligatures, on peut ramener l'animal à la vie. Si, sur une grenouille, on lie, comme l'a fait M. Vulpian, le bulbe aortique près du cœur, on voit, au bout d'un temps variable, une à trois heures, suivant la saison, les mouvements volontaires disparaître, puis les mouvements respiratoires, et enfin les réflexes.

Enfin, d'après Marshall-Hall, dans certains cas, l'anémie brusque des centres nerveux produit des convulsions; c'est ce qu'ont vu aussi Kussmaul et Tenner.

En interrompant subitement le cours du sang dans la moelle, à l'exemple de Flourens, par l'injection, dans l'artère crurale, en sens inverse de la circulation, de poudres inertes qui vont obturer les artères spinales, on obtient l'abolition subite des mouvements volontaires, de la sensibilité et des actions réflexes. Mais, en galvanisant directement la substance blanche de la moelle et les troncs nerveux, on provoque des mouvements dans les muscles correspondants. C'est donc la substance grise qui a perdu ses propriétés la première. Or nous avons vu que les anesthésiques, le curare, etc., produisent des effets identiques : ces poisons abolissent les fonctions et les propriétés de la substance grise des centres nerveux.

L'expérience de l'arrêt de la circulation sur une grenouille nous montre, de plus, que les parties de l'axe cérébro-spinal dont les fonctions sont le plus vite troublées sont aussi celles qu'impressionne tout d'abord la généralité des poisons.

Le cerveau est atteint le premier, comme le prouvent les vertiges, les troubles et la perte des mouvements volontaires, l'anesthésie dans certains cas, la perversion des sens ; mais, comme nous l'avons déjà signalé, l'intelligence, dans un grand nombre d'empoisonnements, reste à peu près intacte quand le patient ne peut plus exécuter aucun mouvement, bien que les mouvements réflexes persistent.

Est-il possible d'expliquer cette différence d'action des poisons sur les mouvements volontaires et les phénomènes intellectuels qui ont pour siége commun les hémisphères cérébraux ?

Il résulte des recherches des physiologistes modernes, et principalement des travaux de MM. Meynert et Broadbent, qu'il y a des fibres nerveuses, partant des circonvolutions des lobes antérieurs du cerveau, qui vont directement à la moelle en suivant les étages inférieurs des pédoncules cérébraux et en s'entre croisant ensuite au niveau du bulbe. Ces fibres seraient la voie suivie par les excitations motrices pour les mouvements volontaires les plus précis et les plus indépendants, comme celui d'un doigt et d'une phalange de doigt. Il existe aussi d'autres fibres venant, les unes des centres ganglionnaires de la base du cerveau (corps strié, couches optiques), les autres de la protubérance et du bulbe, qui se rendent directement à la moelle après entre-croisement. Ces fibres serviraient de conduc-teurs, les premières, aux mouvements associés, mouvements de la main, du bras ; les secondes, aux mouvements coordonnés, flexion et extension des membres dans la marche; les dernières, aux mouvements indépendants de la volonté, mais pouvant être cependant modifiés par elle, comme les mouvements respira-toires. Enfin des fibres font communiquer les ganglions de la base avec les circonvolutions, et ces ganglions avec la protu-bérance et le bulbe.

Outre ces fibres, qui constituent, avec celles destinées aux lobes postérieurs, la couronne rayonnante de Reil, les circon-volutions reçoivent des fibres commissurales reliant, soit un hémisphère à l'autre (corps calleux, etc.), soit deux circonvo-lutions d'un même hémisphère. Ces fibres servent probablement de voie aux mouvements réflexes purement cérébraux, c'est-à-dire aux phénomènes intellectuels.

Il résulte de ce court exposé que, lorsqu'une excitation part d'un point quelconque de l'écorce du cerveau pour produire un mouvement volontaire précis, indépendant, le trajet qui sépare le point de départ de l'excitation du point où elle produit son effet est plus grand que pour des mouvements coordonnés, puisque dans ce dernier cas l'excitation, partie des circonvo-lutions, va à la protubérance. Si donc, pour une cause quel-conque, l'activité des centres nerveux est diminuée, une exci-tation qui n'est plus assez forte pour se transmettre à une certaine distance pourra arriver encore à un point plus rap-proché. On comprend dès lors pourquoi, dans la mort natu-relle comme dans un grand nombre d'empoisonnements, ce sont les mouvements volontaires indépendants qui disparaissent les premiers, puis les mouvements associés et coordonnés, tandis que les phénomènes intellectuels, les idées, qui ne sont que des réflexes ayant pour siége le cerveau, sont conservés, bien que la plupart du temps ralentis et affaiblis.

Il faut noter cependant que quelques poisons agissent rapidement sur les phénomènes intellectuels : ce sont ceux qui, comme les anesthésiques, agissent plus spécialement sur les centres sensitifs. Pourquoi certains poisons influencent-ils d'abord les centres sensitifs, d'autres les centres moteurs seulement? Nous l'ignorons absolument.

Après le cerveau, souvent en même temps que lui, les centres médullaires sont influencés par les substances toxiques, comme par l'arrêt de la circulation. Leur excitabilité, généralement exaltée au début de l'action du poison, est ensuite paralysée ; les mouvements réflexes disparaissent alors. Le bulbe est le centre nerveux qui conserve le plus longtemps l'intégrité de ses fonctions : nous avons remarqué, en effet, que les mouvements respiratoires persistaient après la perte des mouvements volontaires, et qu'on pouvait obtenir souvent des réflexes respiratoires quand il n'y avait plus trace d'autres réflexes. Il y a cependant des exceptions : ainsi le premier effet de la nicotine, chez les grenouilles, est un arrêt immédiat de la respiration.

Cette résistance spéciale du bulbe, qui fait qu'il continue à fonctionner quand toutes les autres parties des centres nerveux sont paralysées, s'observe aussi dans d'autres circonstances. M. Vulpian a vu que, chez des animaux empoisonnés par la strychnine, lorsque la dose de poison n'était pas trop forte, les convulsions trop énergiques, l'appareil respiratoire échappait à l'action convulsivante du poison. De même, lorsqu'on fait passer le courant peu intense d'un appareil d'induction à travers le corps d'un animal, de la bouche au rectum, il se produit un tétanisme général, qui épargne les mouvements respiratoires.

M. Vulpian a constaté, de plus, un fait fort intéressant, déjà signalé par Bichat et par Remak : c'est que cette résistance de l'appareil respiratoire n'appartient pas seulement aux centres nerveux, mais encore à tous les agents périphériques de la respiration. Le diaphragme est, de tous les muscles de la vie animale, celui qui conserve le plus longtemps sa contractilité, et le nerf phrénique est le dernier nerf excitable après la mort. Ce fait s'observe non-seulement dans la mort naturelle, mais encore dans les expériences faites avec le curare, la strychnine et d'autres poisons. Il y a plus : MM. Brown-Sequard et Vulpian ont vu des mouvements rhythmiques persister dans le diaphragme et les muscles intercostaux, un quart d'heure, une demi-heure après la section des nerfs phréniques et la destruction de la moelle.

Nous venons de comparer les premiers effets obtenus, avec la généralité des poisons, à ceux que l'on observe dans la mort naturelle ou dans l'interruption du cours du sang dans les centres nerveux. Il est également très-intéressant de rapprocher l'action des poisons sur le système nerveux périphérique et le système musculaire, de la perte successive des propriétés de ces systèmes dans la mort naturelle et l'anémie périphérique.

Si, à l'exemple de Sténon, on pratique la ligature de l'aorte abdominale d'un mammifère, ou si, comme l'a fait M. Vulpian, on injecte une poudre inerte (lycopode) dans les artères des membres postérieurs, de manière à y interrompre le cours du sang, on voit au bout de quelques minutes les mouvements volontaires disparaître dans le train postérieur, puis la sensibilité. Mais, si l'on explore directement, à l'aide de l'électricité, l'état des nerfs et des muscles, on constate que ceux-ci ont encore conservé leurs propriétés.

La sensibilité disparait en ce cas, dans le nerf, de la périphérie vers le centre. La peau des orteils a perdu sa sensibilité, quand la peau de la cuisse conserve encore la sienne.
Puis la peau et les petits rameaux nerveux ne sont plus sensibles que les troncs nerveux le sont encore, et d'autant plus
qu'on se rapproche de la moelle. C'est qu'en effet les terminaisons nerveuses, étant privées de sang, perdent rapidement
leurs propriétés ; les centres, qui sont au contraire nourris, conservent les leurs. Nous avons vu qu'on observait identiquement
le même phénomène dans l'anesthésie locale. La sensibilité du
tronc du sciatique peut persister trois heures après l'arrêt de
la circulation périphérique.

La motricité des nerfs disparaît beaucoup plus rapidement
que leur sensibilité, dans l'anémie périphérique. En excitant
le nerf moteur près de sa terminaison, on peut encore obtenir des contractions dans les muscles, quand on n'en obtient
plus en portant l'excitation près de la moelle. Un fait analogue
se passe dans la seconde période de l'empoisonnement par le
curare. Le nerf moteur perd ses propriétés, en réalité, de la
périphérie vers le centre, comme le nerf sensitif ; mais les tubes nerveux, étant en communication par des terminaisons
exsangues, plaques motrices de M. Rouget, qui perdent rapidement leurs propriétés, avec des organes également privés
de sang, les muscles, tout en ayant conservé leur aptitude
motrice, ne peuvent plus la manifester.

Les nerfs conservent leurs propriétés, mais leur fonction
est abolie.

Dans l'anémie périphérique, comme dans l'empoisonnement
par les poisons neurotiques, les muscles gardent leurs propriétés longtemps après que les nerfs ont perdu toute action
sur eux ; mais cependant ce temps ne dépasse pas, d'après
M. Vulpian, une heure et demie à deux heures. Il semble donc
que les propriétés des nerfs, à en juger par la persistance de

la sensibilité dans les troncs nerveux, en rapport avec des centres non privés de sang, survivent à la contractilité des muscles. Cela n'a rien d'étonnant, car on sait que les nerfs résistent bien mieux que les muscles aux actions chimiques.

Le système du grand sympathique est un des derniers atteints dans la mort naturelle, comme dans les empoisonnements. Il perd ses propriétés après les centres nerveux ; mais ses fonctions sont souvent troublées dès le début des intoxications, à cause de ses relations intimes avec le myélencéphale. Ce sont les ganglions de la chaîne médiane et intraviscéraux qui conservent le plus longtemps leur activité.

Nous avons étudié jusqu'à présent le mécanisme de l'intoxication par les poisons dont l'action se porte principalement sur le système nerveux : le mécanisme est le même pour les poisons dits *musculaires*, et l'apparition des symptômes est seule légèrement troublée. Ce qui caractérise ces poisons, c'est qu'ils exercent sur la fibre musculaire une action plus énergique que les autres, et que, par conséquent, les phénomènes de l'intoxication musculaire apparaîtront beaucoup plus tôt ; ils coïncideront avec les symptômes dus à l'intoxication du système nerveux et pourront quelquefois les masquer.

Tous les poisons musculaires, d'après M. Rabuteau, amèneraient la mort primitivement par arrêt du cœur.

Les expériences que j'ai rapportées au sujet de la vératrine, dont l'action sur les muscles est incontestable, montrent au contraire que le cœur continue à battre après la perte des réflexes, et que cet organe est encore excitable quand les muscles ne le sont plus.

M. Arnoux a vu le cœur continuer à battre après la mort, chez les mammifères empoisonnés par l'anagyre. Chez les grenouilles, les battements pouvaient persister dix heures après la perte de tout mouvement.

C'est donc en abolissant les fonctions du système nerveux

que les poisons musculaires, comme les poisons hématiques, amènent la mort.

Peut-on en dire autant de ces singuliers poisons que nous
avons rangés, avec M. Vulpian, sous le nom de *poisons cardiaques?* Ceux-ci produisent bien la mort par syncope, puisque
la cessation des battements du cœur est un des premiers
symptômes.

Plusieurs hypothèses ont été émises pour rendre compte de
l'action de ces poisons. Certains physiologistes admettent, avec
M. Traube, que ces substances arrêtent les mouvements du
cœur en modifiant le centre cardiaque du bulbe. Or l'ablation
totale du myélencéphale n'empêche pas l'arrêt du cœur, et, de
plus, cet organe s'arrête en systole, ce qui n'aurait pas lieu si
les pneumogastriques étaient paralysés. On a alors supposé,
avec M. Ackermann, que l'action des poisons en question portait sur les ganglions nerveux des parois du cœur ou sur les
extrémités des nerfs cardiaques.

M. Ackermann appuie son hypothèse sur le fait suivant : si
l'on fait absorber de la digitaline à un animal préalablement
curarisé ou atropinisé, jusqu'à ce que l'excitation des pneumogastriques ne produise plus l'arrêt du cœur, cet organe n'en
continue pas moins à battre régulièrement. Ce fait est vrai pour
la digitaline, que nous avons vu être un poison du sytème nerveux en même temps qu'un poison musculaire ; mais il ne l'est
pas pour l'inée, qui est le type des poisons cardiaques. L'atropine et le curare retardent bien l'effet de l'inée sur le cœur,
mais ils ne l'empêchent pas.

Enfin M. Rabuteau prétend que cette action spéciale sur le
cœur tient à ce que cet organe, livrant passage à tout le sang
renfermant la substance toxique, s'imprègne de poison peu à
peu, beaucoup plus facilement que les autres organes. Mais
alors pourquoi n'observe-t-on pas la même chose avec la vératrine, qui est un poison musculaire puissant ? En somme, l'ac-

tion des poisons cardiaques sur le cœur n'est pas encore connue, pas plus que celle de l'atropine et de la digitaline. Il est seulement probable que l'influence de ces substances se porte sur l'appareil nerveux du cœur et le myocarde lui-même, comme le démontrent la rigidité et l'inexcitabilité du cœur après son arrêt.

Après avoir établi et comparé le mode progressif de cessation fonctionnelle des divers systèmes sous l'influence du plus grand nombre des poisons, et des troubles de nutrition produits par l'arrêt de la circulation, il nous reste à examiner s'il est possible d'expliquer cet ordre suivant lequel les différents tissus sont atteints dans leurs fonctions et leurs propriétés. Nous croyons que la cause de ce phénomène doit être recherchée dans la structure même et le degré d'activité des systèmes de l'organisme, et c'est ce que nous allons essayer de démontrer. Mais, auparavant, il est utile de considérer comment les substances toxiques peuvent arriver à agir sur les tissus mêmes des organes, c'est-à-dire comment se fait leur absorption.

CHAPITRE II

ABSORPTION DES POISONS

Un poison ne peut agir qu'autant qu'il est absorbé, c'est-à-dire qu'il se trouve en contact intime avec les éléments des tissus. Par quelque voie qu'ils soient introduits dans l'économie, la plupart des poisons ont un double mode d'action : une action locale, qui s'exerce sur les parties avec lesquelles le poison a été mis en contact ; une action générale, lorsque le poison a été absorbé et répandu dans tous les organes par la circulation.

Le plus grand nombre des poisons corrosifs, tels que l'acide sulfurique, la potasse, etc., a une action purement locale : ils détruisent les tissus qu'ils touchent et ne peuvent être par cela même absorbés. Aussi leur action générale est nulle ou à peu près, par rapport à leur action locale. Ils amènent la mort par les désordres traumatiques qu'ils produisent dans les organes, ou par les troubles que ces lésions causent par voie réflexe sur d'autres organes. Nous avons déjà dit que nous laissions de côté toute cette classe de poisons, et nous ne nous sommes occupé que des substances toxiques dont l'action générale l'emporte de beaucoup sur l'action locale.

Pour que cette action générale se produise, il faut que le poison pénètre dans le système circulatoire. Black (1) a établi ce fait en 1840, par une série d'expériences, pour combattre l'opinion des physiologistes qui admettaient que certains poisons peuvent agir directement sur le système nerveux sans l'intermédiaire de la circulation. On croyait, en effet, que l'acide prussique, qui tue avec une si grande rapidité, n'a pas le temps de traverser la circulation, et que ses propriétés toxiques se transmettent par l'intermédiaire du système nerveux, comme les sensations. Les expériences de Black démontrèrent que le temps nécessaire pour qu'une substance parcoure le système capillaire est inappréciable; mais que cependant un espace de plus de neuf secondes s'écoule toujours entre l'introduction d'un poison dans les veines ou les capillaires et l'apparition de ses premiers effets.

Les voies normales d'absorption des poisons sont : la surface cutanée, la surface des diverses muqueuses (digestive, pulmonaire, génito-urinaire, etc.), ou bien des solutions de conti-

(1) Black, *Edinburgh Journal*, 1840.

nuité accidentelles. L'absorption se fait de la même manière, seulement avec plus ou moins de rapidité, par ces différentes voies ; elle a lieu par imbibition et par assimilation successives de la substance par les éléments des tissus, jusqu'aux vaisseaux sanguins. Arrivé là, le poison se mêle dans le plasma ou se fixe sur les globules du sang, pour être porté à tous les organes, auxquels ce liquide va porter les éléments nutritifs.

Lorsqu'on veut étudier les propriétés physiologiques d'une substance, il faut l'introduire dans l'économie de façon à atténuer le plus possible son action locale. Le procédé le plus naturel est de faire absorber le poison par la muqueuse gastro-intestinale, voie par laquelle pénètrent une grande partie des substances qui viennent réparer les pertes de l'organisme. Mais cette méthode présente certains inconvénients. L'état de l'estomac, sa vacuité, sa réplétion, influent puissamment sur la rapidité de l'absorption. De plus, si l'action locale du poison n'est pas négligeable, cette action sera augmentée par suite de l'étendue de la surface avec laquelle le poison se trouvera en contact. Enfin certaines substances sont modifiées ou détruites par les produits de sécrétion de l'appareil digestif.

L'absorption cutanée est généralement assez lente et exagère aussi l'action locale des poisons irritants.

L'absorption par les voies respiratoires est une des plus rapides ; mais elle a aussi le désavantage d'exercer une action locale sur des organes essentiels, chez les animaux supérieurs surtout.

Beaucoup d'expérimentateurs se servent maintenant d'un procédé très-commode et très-rapide : l'injection directe des substances toxiques dans les veines. Cette méthode est la plus défectueuse que l'on puisse employer, parce qu'elle est anti-physiologique. Jamais, en effet, une substance ne pénètre immédiatement et en grande quantité dans le sang ; elle n'y arrive que lentement et après avoir été, pour ainsi dire, tamisée à travers les tissus et les parois des vaisseaux. Aussi est-ce avec les injections intraveineuses que l'on voit survenir la mort d'une manière foudroyante, un simple caillot, quelques bulles d'air, pouvant produire l'arrêt du cœur. Il faut attribuer aussi à ce mode d'expérimentation les altérations du sang observées par certains physiologistes dans quelques empoisonnements, altérations qui ne s'observent pas quand le poison a été absorbé par les voies normales.

La méthode d'absorption la plus sûre et la plus rationnelle est évidemment la méthode hypodermique. La substance toxique est, en effet, mise en contact avec un tissu et des organes dont les fonctions ne sont pas essentielles. Son action locale est très-limitée; elle est absorbée assez rapidement, mais graduellement. C'est cette méthode que j'ai presque constamment employée dans mes expériences.

Cependant cette méthode a, comme les autres, ses inconvénients. Il est certaines substances dont le contact avec les éléments des tissus les modifient de telle façon, que leur absorption est rendue presque impossible. Ainsi M. Rouget, voulant comparer l'action des sels d'or à celle des sels d'argent, a vu qu'en injectant des solutions d'hyposulfite d'or, ou du chlorure d'or, dans le tissu cellulaire sous-cutané, ces sels n'étaient pas absorbés et se réduisaient en partie dans l'épaisseur des tissus. En injectant une solution de picrotoxine sous la peau des mammifères, j'ai remarqué que cette substance était très-difficilement absorbée et qu'elle produisait une sorte de mortification des tissus qu'elle touchait. C'est cette action qui explique la rapidité avec laquelle la picrotoxine agit sur les poissons et les jeunes têtards de grenouille, qui résistent si longtemps à certains poisons comme le curare.

En plaçant, en effet, de ces jeunes têtards dans une solution de picrotoxine, on les voit pris presque immédiatement de convulsions violentes, et après leur mort tout leur épiderme s'enlève par larges plaques, comme s'ils avaient été trempés dans de l'eau alcoolisée.

M. Vulpian (1) a montré qu'il en était de même de la cyclamine, et que ce poison doit être rangé parmi les poisons irritants et corrosifs, parce que son action locale l'emporte de beaucoup sur son action générale.

Enfin il y a certains physiologistes qui, pour étudier l'action d'un poison sur les différents organes, le mettent directement en contact avec ces organes. J'ai déjà eu occasion de dire plusieurs fois que l'on ne peut accorder aucune confiance à ce genre d'expérience. On peut faire à ce procédé les mêmes reproches qu'aux injections dans le torrent circulatoire, car on se place dans des conditions extraphysiologiques. Bien qu'un muscle ait besoin d'un certain degré d'humidité pour garder ses propriétés, vient-on à le placer dans l'eau pure, il est tué très-rapidement. Que sera-ce si l'on remplace l'eau par une substance toxique ayant une action chimique quelconque?

On voit donc que le mode d'absorption d'un poison a une grande importance dans l'étude de son action physiologique. C'est pour ne s'être pas placés dans les mêmes conditions, et dans les conditions les plus physiologiques possibles, que beaucoup d'observateurs sont arrivés à des résultats tout à fait différents pour une même substance.

Une question également très-importante est celle qui est relative à la quantité de poison que l'on introduit dans l'organisme. Nous avons eu, en effet, plusieurs fois l'occasion de montrer que l'on pouvait obtenir avec un même poison des effets en apparence tout à fait différents, selon les doses employées. Ainsi la strychnine à très-faibles doses amène des convulsions tétaniques énergiques et prolongées; à haute dose, elle paralyse les mouvements. Il en est de même du curare et d'un grand nombre de substances.

(1) Vulpian, *Compt. rendus de la Soc. de biol.*, 1860.

Une dose trop forte, non-seulement accélère la marche et la succession des symptômes dus à l'action d'un poison, mais peut souvent masquer une partie de ces symptômes ; parce qu'alors les actions secondaires, troubles de la respiration et de la circulation, dominent la scène et sont la cause immédiate de la mort. Aussi, chaque fois qu'on veut établir l'action physiologique d'une substance, on doit d'abord rechercher la dose toxique minima, c'est-à-dire la quantité nécessaire pour produire la mort dans un temps relativement court, d'une à vingt-quatre heures, suivant qu'on expérimente sur des animaux à sang chaud ou à sang froid. Sans cette précaution, les résultats obtenus par divers expérimentateurs ne seront pas comparables.

CHAPITRE III

CAUSES DE L'ACTION ÉLECTIVE DES POISONS SUR LE SYSTÈME NERVEUX

Tout poison, avons-nous dit, pour produire une action générale, doit pénétrer d'abord dans le torrent circulatoire; il s'ensuit que c'est le sang qui sera le premier tissu atteint. Ce tissu est composé de cellules, globules rouges et globules blancs, et d'une substance intercellulaire liquide, le plasma ou sérum. Or, parmi les substances toxiques, les unes ont une action spéciale sur les globules, les autres restent en dissolution dans le plasma et sont transportées avec lui dans tout l'organisme.

Les globules rouges contiennent une matière colorante rouge, cristallisable et parfaitement définie, l'hémoglobine, à laquelle ils doivent la propriété qu'ils ont d'absorber de l'oxygène pour le porter au milieu de tous les tissus. C'est avec l'hémoglobine que se combinent les poisons que l'on peut appeler, avec M. Rabuteau, *hématiques*, tels que l'oxyde de carbone, l'acide sulfhydrique, l'acide cyanhydrique, pour former des combinaisons stables qui rendent les globules impropres à absorber l'oxygène et à entretenir par conséquent l'hématose. Ces poisons amènent donc la mort par asphyxie. L'animal se trouve « comme privé de sang tout à coup » : telle est du moins l'opinion de M. Cl. Bernard pour l'oxyde de carbone. Les symptômes que l'on observe, en effet, dans l'intoxication par l'oxyde de carbone, sont les mêmes que ceux qui accompagnent les hémorrhagies violentes ou l'arrêt brusque de la circulation.

Si la mort par l'oxyde de carbone se réduit à une mort par suppression du sang, il est très-peu de substances qui produisent le même effet. Ainsi l'acide cyanhydrique, que l'on range aussi parmi les poisons hématiques à cause de son action sur les globules du sang, n'a pas une action limitée à ces globules : il agit aussi directement sur les éléments du système nerveux ; la rapidité de son action en est une preuve.

Nous trouvons donc déjà un poison hématique dont l'action n'est pas limitée au liquide sanguin, mais s'étend aussi aux centres nerveux; et peut être en est-il de même pour l'oxyde de carbone, malgré les assertions contraires de M. Claude Bernard.

Si nous prenons les autres poisons, ceux qui se dissolvent dans le plasma du sang sans exercer d'action primitive appréciable sur les globules rouges, nous verrons leur action devenir beaucoup plus complexe.

Entraînés par la circulation, ces poisons arrivent au cœur; celui-ci les lance dans tous les organes, où ils se mettent en rapport immédiat avec les éléments des tissus. Parmi tous ces tissus, celui qui ressentira le premier les effets de la substance

10

toxique sera celui dont les fonctions sont le plus facilement troublées par un changement quelconque apporté à ses conditions physiologiques d'existence. Ce tissu, c'est la substance des centres nerveux. La revue rapide que nous avons faite des principaux poisons nous a, en effet, montré que la plupart d'entre eux portent d'abord leur action sur les centres encéphalo-rachidiens. Le moindre changement dans la circulation, dans la nutrition, suffit pour modifier l'activité de ces centres. Il nous reste à rechercher maintenant si la structure intime et la disposition des centres nerveux permettent d'expliquer cette action élective des poisons.

Les centres nerveux sont formés de deux substances, de structure et d'aspect différents : la substance blanche et la substance grise.

Ces deux substances sont constituées elles-mêmes par une substance fondamentale ou de soutènement, commune à toutes les deux, et d'éléments nerveux proprements dits : tubes pour la substance blanche, cellules pour la substance grise.

La substance de soutènement des éléments nerveux, à laquelle on a donné le nom de *névroglie*, a une structure des plus délicates et des plus difficiles à étudier; elle s'altère très-rapidement après la mort et sous l'influence des réactifs ; aussi les auteurs qui l'ont étudiée ne s'accordent ni sur sa description, ni sur sa nature. Elle a été considérée tour à tour comme granuleuse, fibrillaire, homogène, selon les modes de préparation employés.

D'après Kölliker, la névroglie serait de la substance conjonctive composée de réseaux, de cellules étoilées (corpuscules du tissu conjonctif, cellules plasmatiques), ou d'un canevas de fibres et de trabécules souvent anastomosées entre elles et issues des réseaux de cellules. Cette opinion est la plus généralement adoptée.

La découverte, faite par M. Rouget, d'une organisation particulière du protoplasma dans certains tissus, jette un jour tout nouveau sur la structure de cette substance de soutènement des centres nerveux. Ce savant physiologiste a décrit, en effet, dans l'appareil électrique de la torpille, dans la membrane natatoire de la queue des têtards, dans la partie antérieure du corps vitré du bœuf et du mouton, dans les membranes de l'œuf du lapin, dans la corde dorsale des batraciens, etc., des cellules particulières, qu'il a appelées *cellules à vacuoles*.

« Les cellules à vacuoles consistent en une masse de protoplasma, le plus souvent dépourvue de membrane de cellule et creusée de petites cavités sphériques, pressées les unes contre les autres par une mince pellicule de protoplasma : un reste de protoplasma compacte et sans vacuole persiste généralement sur un point de la périphérie, autour du noyau (1). »

Or M. Rouget a vu, chez les têtards, ces cellules à vacuoles, confondues et soudées, former une membrane continue, qui occupe la couche superficielle du derme de la membrane natatoire. Chez les têtards de *Hyla* et de *Rana esculenta*, cette couche, dont les vacuoles ont l'apparence de mailles d'un réseau, sert de support aux ramifications terminales des nerfs cutanés et forme même, chez la *Rana esculenta*, le périnerve des cordons et des tubes nerveux.

Dans l'appareil électrique de la torpille, ce sont ces mêmes cellules à vacuoles qui forment la substance qui remplit les interstices des cloisons et sépare les unes des autres les lamelles du réseau nerveux.

Si nous comparons maintenant la structure et les fonctions de la névroglie à celles de ces couches de cellules à vacuoles, nous voyons qu'elles sont analogues, comme l'a démontré

---

(1) Ch. Rouget, *Mémoire sur le développement, la structure et les propriétés physiol. des capillaires sanguins et lymphatiques*. Note A. (Archives de physiol., 1873.)

M. le professeur Rouget dans ses leçons sur les centres nerveux. Nous considérerons donc la névroglie comme formée de cellules à vacuoles anastomosées et soudées entre elles. Les myélocytes de M. Robin ne sont que les noyaux de ces cellules, et les petits corps pâles, arrondis, homogènes, qui donnent à la substance fondamentale son apparence granuleuse, ne sont que le contenu des vacuoles creusées dans ces mêmes cellules.

Quelle est la nature de ces cellules? M. Rouget croit devoir les rattacher au groupe des cellules des tissus conjonctifs. Elles formeraient un tissu conjonctif sans substance intercellulaire, comme Kölliker en a décrit chez les animaux inférieurs. Le développement de la névroglie prouverait qu'il en est ainsi. Elle n'apparaît, en effet, entre les éléments primitifs du tube médullaire, que lorsque la substance du névraxe devient vasculaire. Or M. Rouget, en suivant le développement des éléments de la membrane natatoire des têtards, a vu tout récemment que les cellules contenues dans cette membrane viennent par migration de la masse des cellules qui entourent l'axe, et des premiers vaisseaux de la queue, comme cela se voit directement pour les bourgeons des vaisseaux. Des observations ultérieures lui ont démontré aussi que la diapédèse des globules blancs est un fait normal chez les têtards, et que ces éléments émigrent pour aller faire partie intégrante de certains tissus, et vont former, par exemple, les tuniques adventices des nerfs des vaisseaux. En présence de ces faits, M. Rouget est porté tout naturellement à penser que les cellules du tissu conjonctif qui fermeront la couche de cellules à vacuoles sont aussi, pour la plupart, constituées par des leucocytes sortis des vaisseaux par diapédèse. Si nous rapprochons ce fait de l'apparition de la névroglie, coïncidant avec le développement des vaisseaux ne sommes-nous pas également amené à conclure que les cellules à vacuoles formant la névroglie viennent de glo-

bules blancs émigrés? C'est là évidemment une simple hypothèse déjà émise par quelques physiologistes, mais une hypothèse qui s'appuie sur des faits démontrés.

La névroglie, avons-nous dit, sert de soutien aux éléments
nerveux de la substance blanche et de la substance grise. Les
éléments de la substance blanche sont des tubes nerveux, com-
posés d'un cylinder axis entouré de moelle, mais dépourvus
de gaîne de Schwann. Les éléments de la substance grise sont
des cellules sans enveloppe, à noyau assez volumineux, avec
un gros nucléole, formés de protoplasma granuleux. Les granulations sont généralement rangées en stries concentriques
au noyau ou divergeant de ce même noyau ; mais ce qui caractérise les cellules nerveuses, ce sont leurs nombreux prolongements.

Deiters a distingué ces prolongements en prolongements
ramifiés, toujours multiples, se divisant en un grand nombre de
filaments extrêmement déliés, pour former un réseau anasto-
motique avec les ramifications des cellules voisines, et en prolongements indivis, uniques pour chaque cellule, et que l'on
appelle *prolongements cylindraxes* ou *de Deiters*. Ce prolongement, très-délié à son origine, s'entoure d'une gaîne de myéline en quittant la cellule nerveuse, et constitue l'origine d'une
fibre nerveuse.

Les cellules nerveuses de la substance grise du cerveau n'ont
pas autant de prolongements anastomotiques que celles de la
moelle ; elles auraient aussi, d'après des recherches récentes
de Butzke, un prolongement cylindraxe.

Pour en finir avec les remarques qui peuvent nous intéresser
relativement à l'anatomie et l'histologie normale des centres
nerveux, nous n'avons plus qu'à dire un mot de la distribution
et de la structure des vaisseaux de ces organes.

Nous devons à M. Duret des détails fort intéressants sur la
vascularisation de la moelle et de l'encéphale.

A première inspection d'une coupe de la moelle ou du cerveau injectés, on voit que la substance grise est beaucoup plus riche en vaisseaux que la substance blanche.

On observe surtout un réseau vasculaire très-serré au niveau des amas des cellules ganglionnaires. Là, en effet, il n'est pas rare de voir une cellule nerveuse entourée d'un véritable anneau vasculaire.

L'origine des vaisseaux des centres nerveux est toujours multiple. Pour la moelle, les artères viennent des artères spinales antérieures et postérieures, nées des artères vertébrales. Ces artères spinales s'anastomosent entre elles et reçoivent des affluents sur toute la longueur de la moelle, des artères cervicales, intercostales et lombaires. Elles se ramifient et forment une sorte de plexus dans l'épaisseur de la pie-mère, de manière à envelopper la moelle, afin de pouvoir la pénétrer sur toute sa périphérie. Des capillaires nombreux et de petits troncs artériels pénètrent, en effet, dans la moelle, en suivant les prolongements que la pie-mère envoie entre les faisceaux nerveux. Outre ces artères périphériques, il y a aussi des artères radiculaires qui accompagnent les racines antérieures et postérieures, et des artères médianes qui entrent dans la moelle par les sillons médians antérieurs et postérieurs. Les veines de la moelle sont aussi nombreuses que les artères ; d'après Cruveilhier, elles pourraient contenir six fois autant de sang que celles-ci.

Un coup d'œil jeté sur la circulation de l'encéphale montre que cet organe puise les éléments de sa nutrition à plusieurs sources. Les deux carotides internes en avant, les deux vertébrales en arrière, communiquant à plein canal dès leurs premières divisions, se divisent en un nombre considérable de branches et de ramifications qui constituent, en s'anastomosant, un vaste réseau qui enveloppe le cerveau. De ce réseau partent de nombreux troncs artériels et capillaires, qui se terminent en grande partie dans l'écorce grise du cerveau, tandis que d'autres parviennent jusque dans la substance blanche. Une disposition analogue s'observe pour les ganglions de la base du cerveau.

Enfin, d'après MM. Robin et His, il existerait autour des vaisseaux de la moelle et du cerveau des espaces périvasculaires, remplis par un liquide transparent où flottent quelques leucocytes, qui dépendraient du système lymphatique. Les artères, les veines et les capillaires, posséderaient une enveloppe semblable.

Cette vascularisation si grande des centres nerveux explique la rapidité avec laquelle certains poisons, tels que l'acide cyanhydrique, agissent sur ces organes ; leur structure donne la raison de cette sorte d'électivité de la plupart des substances toxiques. Le protoplasma des cellules à vacuoles a, en effet, un pouvoir d'absoption considérable. M. Rouget a vu, sur des larves de batracien vivantes, l'eau, le liquide amniotique, les solutions faibles de substances cristalloïdes, être très-rapidement absorbées par les cellules épidermiques et celles de la couche sous-jacente, dont les vacuoles se gonflent et se distendent. Il n'y a donc rien d'étonnant à ce que la névroglie et, par conséquent, les éléments nerveux avec lesquels elle est immédiatement en rapport, soient atteints facilement par les substances toxiques apportées par le sang.

Quelle est la nature de cette action exercée sur les éléments nerveux par les poisons ? Par quel mécanisme produit-elle ses effets ?

Jacubowitsch, et plus tard Roudanowsky, ont voulu expliquer la mort causée par différents poisons violents, par des lésions visibles des centres nerveux. Ces savants ont prétendu avoir vu, chez des animaux tués par l'acide prussique, la strychnine et autres poisons énergiques, des cellules brisées, des cylindres d'axe déchirés et d'autres lésions analogues dans la moelle.

Quiconque a fait des préparations des centres nerveux sait combien il est difficile d'obtenir des coupes dont les éléments soient tous dans un état d'intégrité parfaite ; il est très-probable que les déchirures vues par Jacubowitsch étaient un résultat de préparation. On a supposé aussi que les poisons se combinaient chimiquement avec les éléments nerveux, comme l'oxyde de carbone avec les globules du sang, pour les empêcher de fonctionner. Mais toutes ces hypothèses ne reposent sur aucun fait et ne s'accordent pas avec ce qu'apprend l'observation. Comment, en effet, un animal pourrait-il survivre à de pareilles lésions?

De plus, nous avons déjà dit, à propos de la strychnine, que M. Vulpian a observé des convulsions pendant plus d'un mois, chez une grenouille strychnisée, et à l'autopsie il a vu les éléments dans un état d'intégrité complète.

On a voulu encore expliquer l'action des poisons sur les centres nerveux par une influence vaso-motrice. Les poisons agiraient sur les vaisseaux par l'intermédiaire des nerfs vasomoteurs, et, suivant l'état de constriction ou de dilatation de ces vaisseaux, l'anémie ou l'hypérémie de la substance grise, on aurait des phénomènes de paralysie ou d'excitation des centres nerveux. Cette hypothèse, en apparence plus fondée, si elle peut être vraie jusqu'à un certain point dans quelques cas, est cependant en défaut pour le plus grand nombre des substances. Nous avons vu que des effets toxiques pouvaient se montrer dans les centres nerveux, en l'absence de toute circulation, par simple imbibition, et que, de plus, l'appareil vaso-moteur était généralement atteint après le système cérébro-rachidien.

Nous ne pouvons donc que constater que les poisons agissent directement sur les éléments anatomiques des centres nerveux, mêlés au plasma du sang dans l'acte de la nutrition, pour modifier leur mode de fonctionnement; mais en quoi consiste cette modification, c'est ce qu'il est impossible de dire dans l'état actuel de la science.

Pourquoi la strychnine exagère-t-elle l'excitabilité de la moelle tandis que les anesthésiques la diminuent, nous n'en savons absolument rien.

La structure du système nerveux périphérique et du grand sympathique est beaucoup moins compliquée que celle des centres nerveux : c'est ce qui explique l'action beaucoup plus lente que les poisons exercent sur eux.

Les tubes nerveux qui constituent les nerfs sont formés : 1° d'un *cylinder axis*, partie la plus essentielle, dont la structure fibrillaire est assez délicate, mais qui est protégé par : 2° la myéline ou substance médullaire, substance semi-liquide de nature graisseuse, et par 3° la gaîne de Schwann, membrane conjonctive très-mince et très-fine. Les tubes nerveux sont réunis entre eux par du tissu conjonctif et ont une enveloppe commune, le périnerve. Des vaisseaux pénètrent dans l'intérieur des troncs nerveux ; et, d'après MM. Axel Key et Retzius, il y aurait autour des troncs nerveux et dans leur intérieur des cavités revêtues d'un épithélium, remplies de liquide, qui communiqueraient avec les cavités séreuses rachidiennes.

Les substances toxiques peuvent donc arriver au contact des tubes nerveux par les vaisseaux sanguins et ces sortes de gaînes périphériques, mais elles ont ensuite, pour atteindre l'élément nerveux proprement dit, à traverser la gaîne de Schwann et la myéline, substances douées d'un pouvoir absorbant peu considérable. Cette disposition rend compte de la résistance des troncs nerveux aux troubles de nutrition et à l'action des poisons, et de la persistance de leurs propriétés.

Il n'en est pas de même de leurs terminaisons. Celles-ci, en effet, sont atteintes très-rapidement par les substances toxiques, et cela doit être à cause de leur structure.

M. Rouget a en effet découvert, en 1862, un mode de terminaison spécial des nerfs dans les muscles striés. Le tube nerveux arrive avec sa moelle jusqu'au faisceau primitif ; là le cylinder axis pénètre seul sous le sarcolemme et se divise au milieu d'une substance particulière disposée en plaque. C'est cette disposition qui a fait donner le nom de *plaques terminales* à ces terminaisons. La substance qui forme ces plaques est du protoplasma finement granulé et renfermant un grand nombre de noyaux à un seul nucléole. Elle est creusée d'un grand nombre de canaux anastomosés, clairs et transparents, qui sont comme des canaux d'irrigation de la plaque. Comment se terminent les ramifications du cylinder axis ? Quels rapports affectent-elles avec les fibrilles musculaires ? Cela n'est pas encore connu, et ne nous intéresse pas au point de vue de notre sujet. Le nerf, en arrivant au faisceau primitif, perd ses organes de protection; il est réduit à son cylinder axis, plongé dans un milieu éminemment favorable à l'absorption : il n'y a donc rien d'étonnant à ce que l'extrémité du nerf perde ses propriétés, tandis que le tronc conserve les siennes, comme cela se voit dans l'empoisonnement par le curare, la strychnine, la cicutine, etc.

Nous ne ferons pas ici la description de toutes les terminaisons nerveuses sensitives; il nous suffira de rappeler que ces terminaisons sont de deux ordres. Un nerf sensitif peut se terminer à la périphérie dans une cellule, comme dans les centres nerveux, ou par des fibrilles très-fines provenant de la dissociation du cylinder axis. Dans tous les cas, les extrémités libres des nerfs sensitifs sont dépourvues de moelle comme celles des nerfs moteurs. Quelquefois ces terminaisons semblent avoir une enveloppe de protection, comme dans les corpuscules de Paccini; mais cette épaisse enveloppe de tissu conjonctif, si elle protége l'extrémité du nerf contre les actions mécaniques, une trop forte pression, etc., est incapable de la garantir de l'action des substances toxiques, attendu qu'un vaisseau pénètre dans l'intérieur du corpuscule, comme j'ai pu le vérifier dernièrement.

La résistance du système du grand sympathique trouve aussi son explication dans la structure des ganglions qui le composent. Les cellules nerveuses de ces ganglions, bien qu'ayant la même structure que les cellules des centres nerveux, présent ceci de particulier qu'au lieu d'être, comme ces dernières, dans un tissu très-mou, absorbant très-facilement les liquides, elles sont entourées d'une couche de tissu conjonctif assez épaisse et assez résistante, ou, suivant certains auteurs, d'une couche de cellules plus petites, ressemblant à des cellules épithéliales. De plus, leurs prolongements sont très-peu nombreux et à peine ramifiés, toutes circonstances peu favorables pour l'absorption.

L'examen de la constitution du système musculaire va nous démontrer également pourquoi l'influence que les poisons exercent en général sur lui n'est pas aussi rapide que celle qu'ils exercent sur les centres nerveux.

« Tous les tissus musculaires, dit M. Rouget (1), sont essentiellement constitués par des fibrilles réunies en groupes, de forme et de disposition variables, sous des enveloppes communes de substance conjonctive; un système de noyaux et de lacunes préside, à l'intérieur de ces enveloppes, à la nutrition des éléments contractiles, en dehors de la sphère d'action des vaisseaux, qui s'arrêtent à la limite des membranes de tissu conjonctif désignées sous le nom de *sarcolemme*. » Un réseau capillaire très-riche entoure les faisceaux primitifs.

Les substances toxiques, sorties des vaisseaux avec le plasma du sang, doivent donc, avant d'arriver aux éléments actifs des muscles, traverser une membrane de tissu conjonctif, ce qui évidemment retarde l'absorption.

Les fibres primitives du cœur présentent ceci de particulier qu'elles sont toutes anastomosées entre elles, et que leur sarcolemme est extrêmement mince.

(1) Rouget, *Mém. sur les tissus contractiles. (Journ. de physiol.*, 1863.)

Peut-être est-ce la raison de l'action élective des poisons cardiaques. Mais alors pourquoi le cœur ne serait-il pas aussi vite influencé par les poisons musculaires proprement dits ? Ce point est aussi obscur que tous ceux qui se rattachent à l'étude de l'action des poisons cardiaques.

Nous n'avons considéré, dans ce chapitre, que ce qui se rapporte à l'intoxication aiguë. Si nous faisions l'étude de l'action lente des poisons, nous trouverions des altérations évidentes des tissus pouvant rendre compte des symptômes observés. C'est ainsi que l'alcool, le phosphore, etc., amènent à la longue la dégénérescence graisseuse du cœur, des vaisseaux, du foie, etc., et même des altérations du tissu osseux (nécrose phosphorée). Ces altérations ne peuvent se produire dans un empoisonnement rapide.

Nous n'avons pas non plus parlé des lésions anatomiques que l'on trouve, la plupart du temps, à l'autopsie de l'homme et des animaux morts empoisonnés, telles que congestion des centres nerveux, des poumons, etc. Toutes ces lésions sont dues, en effet, à des actions secondaires, troubles de la respiration, de la circulation, et ne sont pas caractéristiques des empoisonnements.

CHAPITRE IV

LE MODE D'ACTION DES POISONS EST INDÉPENDANT DE LEUR ORIGINE

On peut se demander s'il n'existe pas une relation entre le mode d'action des poisons, leur influence plus ou moins marquée sur tel ou tel système, et la nature, la composition, l'origine de ces poisons. L'étude que nous avons faite, dans la première partie de notre travail, des propriétés d'un certain nombre de poisons de nature différente, permet de répondre négativement.

Nous avons vu des substances d'origine minérale, végétale ou animale, avoir un mode d'action à peu près identique. Nous avons ainsi rapproché les sels d'argent de l'aconitine, le venin de crapaud de la digitaline, la vératrine du sulfocyanure de potassium, l'anagyre fétide du chlorure de baryum, etc. Nous avons vu aussi des corps de composition et de fonction chimiques différentes avoir la même action : la picrotoxine, un acide, produisant les mêmes effets que la strychnine, une base; d'un autre côté, des corps isomériques ont des propriétés physiologiques différentes : l'addition de certains éléments, de radicaux alcooliques, aux alcaloïdes naturels, fait d'une substance convulsivante un poison paralysant.

Linné avait remarqué que des plantes d'un même genre, d'une même famille, ont souvent les mêmes propriétés ou des propriétés très-analogues. Il a exprimé ce principe dans sa *Philosophia medica* : « *Plantæ quæ genere conveniunt, etiam virtute conveniunt; quæ ordine naturali continentur, etiam virtute propius accedunt* », et c'est de Candolle qui l'a remis en lumière. Or ce principe, quoique vrai pour beaucoup de plantes, offre cependant de nombreuses exceptions. Ainsi, dans les papilionacées, groupe si naturel des légumineuses, a côté de plantes dépourvues de propriétés toxiques, comme la fève ou le haricot, nous avons trouvé des poisons ayant une action différente, tels que la fève de Calabar, le *Psoralea bituminosa* et l'*Anagyris fœtida*.

M. Rabuteau, dans son *Traité de toxicologie*, a formulé la loi suivante : « Les métaux sont d'autant plus actifs que leur poids atomique est plus élevé, ou ce qui revient au même, d'arès la loi de Dulong et Petit, que leur chaleur spécifique est plus faible ». Ainsi, d'après lui, le lithium serait le métal le moins toxique, et le bismuth le métal le plus actif. Cette loi, si elle se vérifie pour certains métaux, par exemple pour le sodium, le potassium, le calcium, offre aussi cependant des exceptions : ainsi les sels d'or sont moins toxiques que les sels d'argent, et cependant le poids atomique de l'or est beaucoup plus élevé que celui de l'argent. De plus, cette loi ne repose pas sur un nombre assez grand d'observations pour être établie d'une manière définitive.

CHAPITRE V

DE L'ANTAGONISME

L'antagonisme toxique peut-il exister ? Avant de répondre à cette question, il est utile de définir ce que nous entendons par antagonisme toxique. Deux substances seraient véritablement antagonistes si, introduites simultanément à doses toxiques dans l'économie, elles produisaient des effets contraires, dont la résultante serait nulle. Or il ne faut pas confondre l'antagonisme avec l'antidotisme : le premier se passe dans l'organisme, dans l'épaisseur même des tissus ; le second est une action purement chimique, qui n'a guère lieu que dans le tube digestif, comme dans un vase quelconque. Un acide est l'antidote d'une base. Deux sels solubles toxiques introduits dans le tube digestif se précipitent et forment un sel inactif : on peut dire qu'il y a dans ce cas antidotisme, mais non antagonisme.

La question étant ainsi posée, nous devons dire *à priori* que l'antagonisme toxique ne peut pas exister. Nous avons, en effet, démontré que presque tous les poisons agissent successivement et dans le même ordre, sur tous les systèmes de l'organisme, en déterminant seulement des effets différents. L'opium et le chloroforme diminuent l'excitabilité de la moelle, la strychnine l'exalte ; mais ces deux substances agissent sur les éléments de la moelle. Si l'on administre simultanément à un animal une dose toxique de chloroforme et de strychnine, les convulsions tétaniques n'auront pas lieu; mais la mort n'en sera que plus rapide, parce que les actions des deux poisons s'ajouteront.

L'antagonisme, dans ce cas, est donc tout apparent ; il y a antagonisme des symptômes parce que l'une des actions l'emporte sur l'autre , mais l'antagonisme toxique n'existe pas. Il en est de même du prétendu antagonisme entre la strychnine et le curare. Si l'on injecte du curare à un animal strychnisé, les convulsions disparaissent, mais l'animal n'en meurt que plus rapidement.

Si l'antagonisme toxique ne peut pas exister, il n'en est pas de même de l'antagonisme thérapeutique. Ainsi, dans certains cas, la morphine peut produire la mort par arrêt du cœur et de la respiration ; l'administration de la belladone, qui, à faibles doses non toxiques, agit sur le cœur en rendant à ce muscle sa puissance contractile, pourra prévenir la mort en entretenant la circulation et en permettant à la substance toxique de s'éliminer.

Mais l'étude de l'antagonisme thérapeutique, si intéressante au point de vue pratique, ne rentre pas dans le cadre de notre sujet. Nous n'avons considéré, en effet, les poisons qu'au point de vue toxique, et cherché à établir par quel mécanisme ils amènent la mort.

CHAPITRE VI

DIFFICULTÉS D'ÉTABLIR UNE CLASSIFICATION DES POISONS

Nous avons vu que tous les poisons absorbables, à quelques exceptions près, comme l'oxyde de carbone et les poisons du cœur, n'ont pas une action limitée à tel ou tel élément histologique, à tel ou tel organe, mais qu'ils impressionnent au contraire l'organisme entier. On comprend dès lors combien il est difficile d'établir une classification de ces poisons, si l'on ne veut considérer que les effets qu'ils exercent sur les parties élémentaires de l'économie.

Si nous prenons pour base d'une classification les premiers effets produits par les poisons, nous devrons les ranger presque tous parmi les poisons neurotiques cérébro-spinaux de M. Rabuteau. Il en sera de même si nous ne considérons que le mécanisme par lequel ils amènent la mort. Si nous nous appuyons, au contraire, sur les effets ultimes exercés par les substances toxiques sur les éléments des tissus, nous les placerons parmi les névro-musculaires, ou les musculaires proprement dits.

Si la majorité des poisons a une action générale et complexe et influence successivement les différents systèmes, nous avons vu cependant que les premiers poisons que nous avons étudiés, les anesthésiques, le curare, etc., exercent une action très-rapide sur les centres nerveux et, au contraire, une action très-peu marquée sur les muscles. D'autre part, les poisons tels que la vératrine, l'anagyre, etc., abolissent très-vite les fonctions et les propriétés des muscles, ou modifient même

même déjà leur contractilité avant la mort. D'autres substances, comme les sels d'argent, exercent une influence à peu près aussi importante sur le système nerveux que sur le système musculaire.

Les poisons peuvent donc être considérés comme formant une série non interrompue. A l'une des extrémités de cette série sont les poisons des centres nerveux proprement dits ; à l'autre les poisons musculaires et cardiaques, en admettant que ces derniers agissent spécialement sur les fibres musculaires du cœur. On trouve tous les intermédiaires entre ces deux extrêmes; ils participent davantage des propriétés de l'une de ces deux classes, suivant qu'ils sont plus ou moins rapprochés de l'une ou de l'autre.

Comment subdiviser cette série de poisons de manière à former des groupes naturels, constitués de telle sorte que les substances toxiques d'un même groupe aient des propriétés analogues? C'est ici qu'on se heurte à de sérieuses difficultés.

Nous avons déjà vu comment M. Rabuteau divisait les poisons; prenons chacune des classes qu'il a établies, et voyons si elles répondent au but que nous nous sommes proposé.

Il y a d'abord une classe qui renferme les poisons dont l'action locale l'emporte de beaucoup sur l'action générale, qui corrodent et détruisent les tissus: ce sont les *poisons irritants* ou *corrosifs* : acides, alcalis, chlore, brôme, crotontiglium, etc. Cette classe, toute naturelle et admise par tous les auteurs, est cependant loin d'être nettement limitée. Y placerons-nous, en effet, la picrotoxine, dont l'action locale suffit pour tuer les larves de batracien et probablement les poissons; qui, injectée sous la peau, produit une vive irritation et n'est souvent pas absorbée? Mais cependant son action générale est des plus actives. Il en est de même pour un grand nombre de substances, qui devront par conséquent figurer dans plusieurs classes à la fois.

11

Les *poisons* *hématiques* se divisent en *globulaires* et en
plasmiques. Nous avons déjà dit que les poisons globulaires
sont peu nombreux, si toutefois il en existe, et que la plupart
de ceux qui ont une action réelle sur les globules rouges du
sang ont aussi une influence toxique directe sur d'autres éléments, entre autres ceux des centres nerveux. Quant aux poisons plasmiques, nous avons eu occasion de dire que tous les
poisons, pour produire leurs effets, devaient pénétrer d'abord
dans le torrent circulatoire et devenaient, par conséquent, des
poisons plasmiques. Nous avons aussi démontré que les altérations du sang qu'on avait trouvées, en expérimentant un
grand nombre de substances toxiques, étaient dues à la méthode d'injection employée, méthode des plus défectueuses :
la méthode intraveineuse.

Le groupe des *poisons neurotiques* est le plus vaste ; aussi
M. Rabuteau le divise en trois ordres : les *paralyso-moteurs*,
les *spinaux*, les *cérébro-spinaux*. Dans le premier ordre se
trouve le curare, dans le second la strychnine. L'étude dé-
taillée de l'action de ces deux substances nous a prouvé qu'elles
devaient être rapprochées, puisqu'on pouvait obtenir avec
toutes les deux des effets identiques, des convulsions ou de la
paralysie ; que cela était une affaire de doses. Nous avons également essayé de démontrer, à propos de tous ces poisons,
qu'ils atteignaient d'abord le myélencéphale. Tout poison neu-
rotique est donc par cela même cérébro-spinal ; à cette action
primitive vient souvent s'en ajouter une seconde sur le système
nerveux périphérique. Quant aux poisons cérébro-spinaux proprement dits, tantôt ils augmentent, tantôt ils diminuent
l'excitabilité de ces centres. C'est ce que n'indique pas la classification de M. Rabuteau.

La classe des *névro-musculaires* est également mal limitée.
Elle comprend les poisons qui produisent à la fois des troubles
du système nerveux et du système musculaire. Ces poisons ont

aussi sur le cœur et sur les vaisseaux une action toute spéciale, qui présente ceci de particulier qu'elle est déjà très-marquée avec de faibles doses non toxiques, tandis qu'elle peut
être masquée en partie par les effets généraux dans les intoxications. Ils sont la transition des poisons neurotiques aux poisons musculaires et cardiaques.

Ces deux dernières espèces de poisons forment la dernière
classe de M. Rabuteau, celle des *poisons musculaires*. Cette
classe renferme deux ordres de substances toxiques, produisant
des effets différents, et devant être par conséquent séparées.
Les unes sont les poisons musculaires proprement dits, auxquels
reviendrait plutôt le nom de *névro-musculaires*, puisqu'ils trou-
blent d'une manière notable les fonctions des systèmes nerveux
et musculaire ; les autres devraient former, d'après nous, la
classe des *poisons cardiaques*, à cause de leur action primitive
sur le cœur.

Nous avons signalé les imperfections de la classification de
M. Rabuteau ; mais on pourrait nous accuser d'avoir oublié
que « la critique est aisée », et l'on serait en droit de nous
demander pourquoi nous n'avons pas cherché à donner une
meilleure classification des poisons. Aussi nous nous empres-
sons de reconnaître qu'il est impossible de donner actuellement
une bonne classification des poisons en se basant uniquement
sur leur action physiologique, parce que cette action n'est pas
encore suffisamment connue. La classification de M. Rabuteau
doit donc nécessairement renfermer des *desiderata* que nous
n'aurions pu nous-même éviter. Ce que nous reprochons à
M. Rabuteau, c'est de s'être souvent basé sur des expériences
défectueuses et insuffisantes, pour établir l'action de poisons
qu'il a alors placés dans des classes où ils ne doivent figurer à
aucun titre ; mais on doit lui savoir gré d'avoir essayé d'ap·
porter plus de rigueur que ses devanciers à une étude aussi
difficile que celle des poisons.

CONCLUSIONS

L'étude de l'action physiologique des poisons est, avons-nous dit dans notre Introduction, une science toute nouvelle. Les progrès qu'elle a faits depuis quelque temps sont rapides et nombreux, mais ceux qu'il lui reste encore à accomplir sont considérables. En terminant ce travail, nous croyons qu'il est utile de résumer en quelques mots les conclusions les plus générales auxquelles nous sommes arrivé, et qui peuvent, dans certaines limites, éclaircir quelques points encore obscurs de l'action des substances toxiques.

1. — L'action des poisons est générale. Elle n'est pas limitée à un seul élément histologique, à un seul organe. Les différents systèmes de l'organisme sont successivement atteints.

II. — Le plus grand nombre des poisons agit sur le système nerveux, et presque toujours la mort est la conséquence de la cessation du fonctionnement des centres nerveux.

III. — Cette action sur le système nerveux est primitive. Contrairement à l'opinion de Morgan et Adisson, elle s'exerce sur les parties centrales avant de s'exercer sur les parties périphériques.

IV. — Les nerfs sensitifs et les nerfs moteurs sont influencés de la même manière par les poisons.

V. — Le système musculaire n'est atteint qu'après le système nerveux.

VI. — Il existe cependant un certain nombre de poisons dont l'action, encore peu connue, paraît porter directement sur le cœur avant d'atteindre le système nerveux.

VII. — L'électivité générale des poisons pour le système nerveux, et principalement pour les centres, tient à la nature histologique des tissus qui entrent dans leur composition.

VIII. — L'action des poisons est indépendante de leur origine.

IX. — L'antagonisme toxique est impossible.

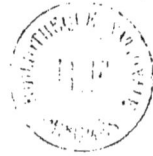

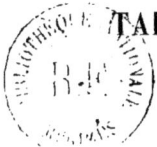

TABLE DES MATIÈRES

PREMIÈRE PARTIE

ÉTUDE DES PRINCIPAUX POISONS

DEUXIÈME PARTIE

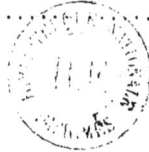

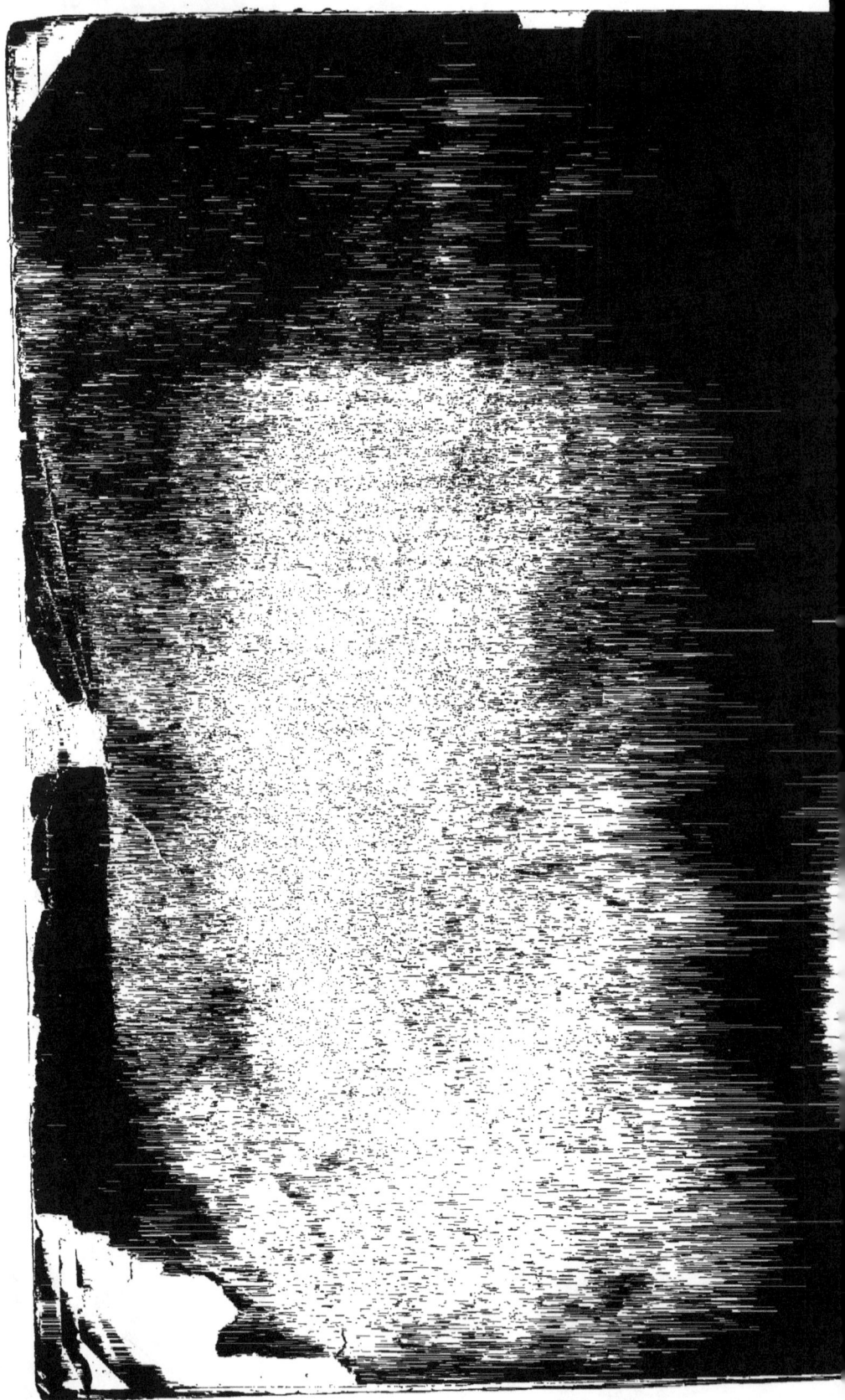

www.ingramcontent.com/pod-product-compliance
Lightning Source LLC
Chambersburg PA
CBHW050115210326
41519CB00015BA/3976